歯科衛生士のための
糖尿病予防指導マニュアル 第2版

監修
公益社団法人日本歯科衛生士会

編集主幹
松山 美和 徳島大学大学院医歯薬学研究部
口腔機能管理学分野教授

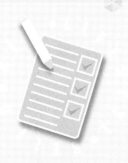
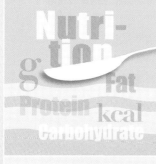
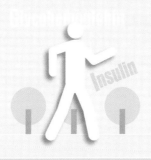
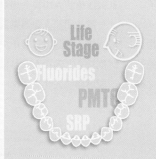
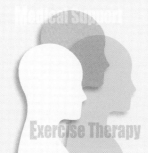
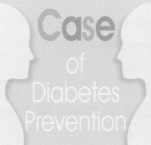
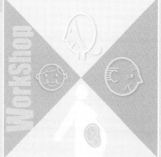

医歯薬出版株式会社

【執筆者一覧】

●監　修

公益社団法人 日本歯科衛生士会

●編集主幹

松山 美和　　徳島大学大学院医歯薬学研究部口腔機能管理学分野 教授

●執筆者（執筆順）

西田 亘	にしだわたる糖尿病内科 院長
西村 英紀	九州大学大学院歯学研究院口腔機能修復学講座歯周病学分野 教授
山下 明子	九州大学大学院歯学研究院口腔機能修復学講座歯周病学分野 助教
松山 美和	徳島大学大学院医歯薬学研究部口腔機能管理学分野 教授
野口 緑	大阪大学大学院医学系研究科公衆衛生学 特任准教授
松村 晃子	徳島文理大学短期大学部生活科学科 教授／公益社団法人徳島県栄養士会 副会長
鈴木 佳子	徳島大学病院栄養部 副栄養部長
田村 好史	順天堂大学大学院医学研究科代謝内分泌内科学 准教授
石井 拓男	東京歯科大学 名誉教授
武井 典子	前公益社団法人日本歯科衛生士会 会長
日野出 大輔	徳島大学大学院医歯薬学研究部口腔保健衛生学分野 教授
岡本 好史	一般社団法人徳島県歯科医師会常務理事（口腔保健センター部部長）／徳島歯科学院専門学校学院長
高石 和子	社会医療法人川島会川島病院歯科口腔外科 歯科衛生士／徳島県糖尿病療養指導士／一般社団法人徳島県歯科衛生士会理事
中澤 正絵	医療法人盟陽会富谷中央病院 歯科衛生士長／宮城県糖尿病療養指導士
山口 由美子	医療法人とみなが歯科医院 歯科衛生士／一般社団法人徳島県歯科衛生士会
野田 めぐみ	一般財団法人サンスター財団 歯科衛生士／大阪府糖尿病療養指導士

This book is originally published in Japanese
under the title of：

Shikaeiseishi no tame no Tōnyōbyō Yobōshidō Manyuaru

（The Manual for Dental Hygienist of
Diabetes Prevention）

General Editor：Japan Dental Hygienist's Association
Chief Editor：Matsuyama, Miwa
　　　　　　　Professor, Tokushima University

© 2019　1st ed.
© 2024　2nd ed.

ISHIYAKU PUBLISHERS, INC.
　7-10, Honkomagome 1 chome, Bunkyo-ku,
　Tokyo 113-8612, Japan

第2版の序

　本書「歯科医衛生士のための糖尿病指導マニュアル」は「糖尿病」「歯周病」「糖尿病と歯周病の関係」「多職種協働・連携」「保健指導」をキーワードとしてまとめた入門書で，公益社団法人日本歯科衛生士会主催の認定歯科衛生士セミナー「糖尿病予防指導コース」にも活用できるよう，2019年9月に第1版が出版されました．

　出版からはや5年が経過しましたが，この間は新型コロナウイルス感染拡大の影響を受けてさまざまな社会的制限を経験しました．前述のセミナー「糖尿病予防指導コース」は2019年までは年1回，徳島において開催されましたが，2020年は中止となり，2021年以降は形式を大幅に変更してオンライン開催となりました．また，第1版に結果のデータ等を引用した国民健康・栄養調査や歯科疾患実態調査も中止や延期となりました．しかしその一方，糖尿病や歯周病に関する各種ガイドラインは更新され，国民の健康増進施策である「健康日本21」も第二次から第三次へ移行しました．診療報酬の面からも糖尿病患者の歯科受診が推奨されるようになり，歯科医療従事者として歯科衛生士のさらなる研鑽が求められているといえるでしょう．

　そこで，本書は各種ガイドラインや最新の論文等から新規知見を加えて，大規模疫学調査結果等からデータを更新し，ここに第2版を刊行いたします．本書が読者のみなさんの糖尿病予防指導に必要な知識と技術のアップデートにつながることを切に願います．

2024年9月

編集主幹　徳島大学大学院医歯薬学研究部口腔機能管理学分野　教授　松山美和

初版の序

厚生労働省「国民健康・栄養調査（2017年）」によれば，現在糖尿病人口は2,000万人と推計されています．さらに，住民の8割が対象者である久山町スタディでは，日本人全体の糖尿病人口は予備軍も含めて4,000万人と類推されています．なんと，40歳以上で糖尿病と予備軍が，男性で2人に1人，女性で3人に1人ということになり，糖尿病予防および重症化予防の重要性が指摘されています．

一方，「糖尿病患者に対する歯周治療ガイドライン（改訂第2版）」には歯周病と糖尿病の関連性について多くのエビデンスが示されております．また，昨今では新聞や雑誌などにも「糖尿病と歯周病の関係」記事が掲載され，糖尿病予防としての歯周病の重症化予防・管理の重要性が報じられています．今こそ医科歯科連携により，糖尿病予防・重症化予防を推進し，国民の健康増進を推進していくときです．糖尿病予防・重症化予防においては，多職種連携・協働が進められるなか，歯周病の予防・治療・管理を担う歯科衛生士も重要な医療職であり，キーパーソン足り得る一職種です．

そこで公益社団法人日本歯科衛生士会は，糖尿病予防の口腔保健指導および管理にかかる専門的な知識・技能を習得し，地域社会に貢献できる医学的・歯学的知識と口腔保健学的技能を有する「糖尿病予防指導認定歯科衛生士」の養成を2016年から開始しました．当初から徳島大学に協力を依頼し，大学教育の理念に基づいたセミナーを年1回開催しています．このセミナーでは，歯周病専門の歯科医師や歯科衛生士に加え，糖尿病専門医や糖尿病の予防・治療に関わる認定看護師，管理栄養士，作業療法士など多職種に講師をお願いしています．今までに，「糖尿病ガイド（2016-2017）」や「糖尿病患者に対する歯周治療ガイドライン（2014）」も副教材として，オリジナル・テキストを作成し開催してまいりましたが，この度，より多くの歯科衛生士に参考にして頂けるよう，書籍を出版することにいたしました．

本書は，これまでのセミナーの経験から，糖尿病予防指導の基盤となる「糖尿病」「歯周病」「糖尿病と歯周病の関係」「多職種協働・連携」「口腔保健指導」などの要素を基本マニュアルとして1冊にまとめました．これから「糖尿病予防指導」を学ぼうとする他の医療職種の皆さんや学生さんにも，わかりやすく読んでいただけるよう編集いたしました．今後多くの職種が「糖尿病予防・重症化予防」を多職種連携・協働により推進頂けることを願ってやみません．

2019年9月

編集主幹　徳島大学大学院医歯薬学研究部口腔機能管理学分野　教授　**松 山 美 和**

公益社団法人日本歯科衛生士会　会長　**武 井 典 子**

CONTENTS

歯科衛生士のための
糖尿病予防指導
マニュアル 第2版

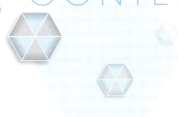

はじめに ……………………………………………………………………………… iii

総論

1 糖尿病の基礎知識 …………………………………………………………… 2
1 なぜ歯科衛生士が糖尿病を学ぶ必要があるのか？／2
2 糖尿病を学ぶために必要な書籍／3
3 糖尿病の定義／3
4 糖尿病の診断／4
5 成因と病態による分類／7
6 糖尿病の自覚症状／8
7 糖尿病の他覚所見／10
8 糖尿病の慢性合併症と併存疾患／10
9 糖尿病の治療／13
10 歯科外来で注意すべきポイント／14
11 糖尿病領域における医科歯科連携／15

2 糖尿病予防指導に必要な糖代謝異常の知識 ……………………… 19
1 糖尿病も歯周病も治癒する病気ではない／19
2 糖代謝異常とは？／20
3 歯周炎のステージ分類／21
4 歯科衛生士だからこそ見えてくる糖尿病予防／21

3 糖尿病と歯周病の関係 ……………………………………………………… 23
1 糖尿病患者の歯周病罹患率は高く，重症化を示す／23
2 歯周病患者では糖尿病の発症率や糖尿病合併症発症率が高い／24

v

CONTENTS

3 重度歯周病は HbA1c を悪化させる／24

4 重度歯周病の治療は HbA1c を改善させる／25

5 ヒロシマスタディ／26

6 DPTT スタディ／27

7 ２つのスタディの結果が相違する理由として考えられること／27

8 糖尿病患者において重度歯周病で全身性に炎症が惹起される想定機序／29

4 糖尿病患者における歯周治療の流れと歯科衛生士の役割 ············ 32

1 メタボリックシンドロームと歯周病／32

2 糖尿病患者の歯周治療／34

3 診療報酬改定に関して／36

4 医療連携に関して／37

5 糖尿病患者の歯周治療における歯科衛生士の役割／37

5 健康の疫学 ·· 39

1 「糖尿病」の疫学／39

2 歯と口腔の健康の疫学／42

各 論

1 歯科衛生士による保健指導 ·· 48

1–歯科衛生士に関係が深い法律と健康増進施策／48

2–ヘルスプロモーションと保健指導／51

2 糖尿病予防の保健指導と管理 ··· 56

1–保健師による保健指導／56

2–ライフステージごとの保健指導／57

3–糖尿病重症化予防の保健指導／59

4–糖尿病発症予防の保健指導／62

5–おわりに／63

③ 糖尿病予防の栄養指導と管理 ……………………………………… 64

1―食事療法の目的／64

2―食事療法のポイント／64

3―必要栄養の求め方／66

4―栄養指導とその管理／68

5―糖尿病チームにおける多職種連携／71

6―まとめ／76

④ 糖尿病予防の運動指導と管理 ……………………………………… 77

1―糖尿病の1次予防のエビデンス／77

2―運動療法が糖尿病予防効果を発揮するメカニズム／78

3―身体活動の目標値／79

4―リスクの管理／81

⑤ 糖尿病予防の口腔健康管理 ………………………………………… 83

❶ 歯科保健指導 ……………………………………………………… 83

1―保健指導の展開と手順／83

❷ 咀嚼と肥満の関連性と健康教育に生かすヒント ………………… 91

1―就業者の咀嚼と肥満の関連性の調査／91

2―就業者の肥満予防セミナーの実際と効果／93

3―咀嚼方法の違いによる食後の生化学検査値の比較／98

4―子どもの肥満と食・生活習慣との関連性とよく噛むための健康教育／101

❸ 妊婦に対する歯科保健指導 ………………………………………… 105

1―妊娠中に出現しやすい全身疾患／105

2―歯周組織の変化／106

3―歯周病による周産期の不良な転帰／107

4―必要な歯科保健指導／108

⑥ 地域医療における糖尿病予防 ……………………………………… 110

❶ 糖尿病予防の多職種連携 …………………………………………… 110

1―糖尿病と歯周病の医科歯科行政連携の一例／110

2―糖尿病の多職種連携の推進のために／114

3―糖尿病予防のために歯科医院で保健指導をしよう／116

CONTENTS

❷ 歯周基本治療による炎症消退を介して劇的に改善した 2 型糖尿病の一例 …………………………………………………………………………………… 118

1―歯周病と糖尿病は炎症を通してつながる／118
2―歯周基本治療により劇的に改善した 2 型糖尿病の患者／118
3―歯周治療は糖尿病内服薬一剤に匹敵する／121
4―歯周治療は糖尿病の発症を予防できるか？／121
5―健康な味覚が回復すると偏食が正された／122
6―歯科的視点を医科の栄養指導に還元する／122

事例・演習

歯科衛生士による糖尿病予防の事例 ………………………………… 126

CASE ❶ 専門病院における多職種連携 ………………………………………… 126

CASE ❷ 病院歯科における医科歯科連携 …………………………………… 132

CASE ❸ 糖尿病患者に対する口腔健康管理 ………………………………… 144

CASE ❹ 重度歯周病患者への糖尿病重症化予防指導 …………………… 157

演習Ⅰ　ワークショップ（症例シナリオ，指導のポイント） ………… 169

1―演習の狙いと進め方／169
2―演習テーマ／169
3―演習手順／170

演習Ⅱ　予防指導のポイント把握とプラン立案 ……………………… 174

1―演習の目的／174

総論

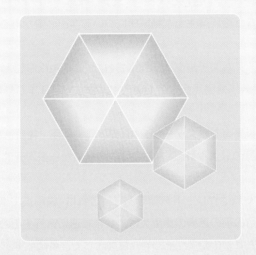

総論

1 糖尿病の基礎知識

糖尿病療養指導はもとより，糖尿病予防指導にかかわるためには，この疾患に関する正確な理解が必須となる．本章では，歯科衛生士が把握しておくべき糖尿病の基礎知識について述べる．

1 なぜ歯科衛生士が糖尿病を学ぶ必要があるのか？

まず最初に，なぜ歯科衛生士が糖尿病について学ぶ必要があるのか，その理由について述べる．

2018年6月，アムステルダムで開催されたEuroPerio9において，ヨーロッパ歯周病学会（EFP）とアメリカ歯周病学会（AAP）は共同で，19年ぶりに新しい歯周炎分類を発表した[1]．

新分類は歯周炎患者を，**ステージ分類**（重症度・範囲・複雑性）と**グレード分類**（未来のリスク評価・全身のリスク評価），この2つの視点から多次元的にとらえることを提唱している．

医科の目を引く点はグレード分類であり，これは"歯周炎の進行速度"を考慮するために導入された．目の前の患者の歯周炎は，今後急速に進行するのか？それとも緩徐に進行することが予測されるのか？，その判断基準として，骨吸収やアタッチメントロスなどの歯周病学的所見が記載されていることはもちろんであるが，"全身のリスク因子"が併記されている．

この1つが糖尿病であり，具体的にはHbA1cの値が明記されている．併せて，グレード分類表には**CRP**（C Reactive Protein：C反応性タンパク*）も記載された**（**表1**）．

HbA1cは糖尿病，CRPは体内における微小炎症の程度をとらえるための血液検査である．このグレード分類表は「**高血糖が続いていると歯周炎は進行しやすく，全身に及ぶ微小炎症が存在する場合もまた，歯周炎は進行しやすい**」ことを意味している．歯周炎と糖尿病は炎症を介して深くつながっており，両者はコインの裏表の関係にあるからである[2]．

歯周炎の分類表に，医科の血液検査項目が登場したことは，画期的な出来事といえる．

*CRPは全身に波及する炎症に対して，肝臓で産生される急性反応タンパク質の1つ．

**CRPについては，今後さらなるエビデンス構築が必要と言及されている．

表1　全身のリスク因子に基づいた歯周炎患者のグレード分類（Tonetti, 2018[1] より改変）

全身のリスク因子	グレードA 緩徐な進行	グレードB 中等度の進行	グレードC 急速な進行
糖尿病 HbA1c	正常血糖/糖尿病の既往なし	糖尿病患者 HbA1c 7.0%未満	糖尿病患者 HbA1c 7.0%以上
微小炎症 CRP	CRP 0.09mg/dL以下	CRP 0.10〜0.30mg/dL	CRP 0.31mg/dL以上

グレード分類の解説には "systemic monitoring and co-therapy with medical colleagues" と明記されており，これからの歯科医療は「**口腔内だけでなく全身も視野に入れたうえで，医科と共に患者の治療にあたる必要がある**」と説かれている．

いうまでもなく，臨床現場においては歯科衛生士による歯周基本治療が大きな役割を演じている．これからの歯科衛生士は，口腔内だけに注意を払うのではなく，糖尿病や炎症といった全身のリスクにも配慮しながら，医師や看護師，管理栄養士らと共に，1人の患者の治療にあたる姿勢が，世界的潮流として求められているのである．このためにも，糖尿病について正確に学ぶ必要がある．

2 糖尿病を学ぶために必要な書籍

糖尿病を学ぶにあたり最初に参照すべき書籍は，日本糖尿病学会が編纂している「**糖尿病治療ガイド**」[3]および「**患者さんとその家族のための糖尿病治療の手びき**」[4]である（**図1**）*.

> *定価は，糖尿病治療ガイドが900円，糖尿病治療の手びきが900円（税抜）と低く設定されている．

糖尿病治療ガイドは糖尿病専門医や医師，看護師，臨床検査技師，管理栄養士など医療従事者を対象にした，糖尿病の診断および治療に関する日本の標準書であり，その全体像が総ページ数155ページの中に，コンパクトにまとめられている．併存疾患の1つとして歯周病も掲載されており，歯科が読んでおくべき事項も多いため，歯科外来に1冊は備えておいてほしい（本書は1～2年おきに改訂されている）．

糖尿病治療の手びきは，タイトル通り患者とその家族を対象にしており，わかりやすいイラストと平易な文章で，糖尿病の知識と病気に対する向き合い方が書かれている．本書の編集には，日本糖尿病学会の "糖尿病治療の手びき編集委員会" がかかわっており，学術的に信頼できる内容になっている．糖尿病の診断や検査方法，合併症，薬物治療など，その内容は多岐にわたるが，一般人が読んでもわかるように書かれているため，歯科関係者は最初に本書を通読したうえで，糖尿病の各論について学ぶとよいだろう．

> **日本糖尿病協会は，患者・家族・医療関係者・企業から構成され，会員数は10万人に及ぶ．日本糖尿病協会に入会すると（年会費3,500円），月刊糖尿病ライフ さかえが毎月1冊（年12冊）送付される（送料無料）．

また，日本糖尿病協会が患者とその家族向けに毎月発刊している「月刊糖尿病ライフ さかえ」（**図1**）**は，60ページ前後の月刊誌であるが，毎号タイムリーな特集が組まれ，さまざまな読み物が掲載されている．最近は，健康雑誌や健康関連書籍，テレビ，ネットニュースなどを通じて，誤った情報が国民の間に広まることが多いが，「さかえ」は日本で最も信頼できる糖尿病の読み物といえる．歯科医師による連載も毎号掲載されており，歯科医院の待合室にも似合う内容になっている．

3 糖尿病の定義

それでは，糖尿病とはいかなる疾患なのか，その定義を確認することからはじめよう．日本糖尿病学会は糖尿病を「**インスリン作用不足による慢性の高血糖状態を主徴とする代謝疾患群**」と定義している．

むずかしい一文だが，最も重要なキーワードは「慢性の高血糖状態」である．1回だけの高血糖では不十分であり，**高血糖状態が慢性的に持続する**ことが条件となる．当たり前のことではあるが，この "慢性" という修飾語が極めて重要である．

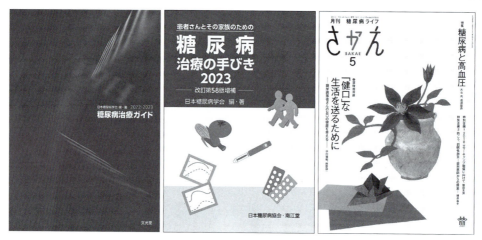

図1 糖尿病の関連書籍（左から，糖尿病治療ガイド，患者さんとその家族のための糖尿病治療の手びき，月刊糖尿病ライフ さかえ）

次に，「インスリン作用不足」であるが，これは大きく2つの因子から構成されている．1つは，**インスリン分泌の低下**であり，もう1つが**インスリン感受性の低下（インスリン抵抗性の増大）**である．

血糖値を下げる唯一のホルモンであるインスリンは，膵臓β細胞で産生されるが，加齢や免疫学的な理由でβ細胞が障害を受けると，インスリン分泌量が減少し，血糖値が上昇してしまう．

一方，β細胞から分泌されたインスリンは，肝臓や筋肉，脂肪細胞などのインスリン受容体に結合することで，ブドウ糖を細胞内に取り込むスイッチをONにする．ブドウ糖の取り込みには，インスリンの受容体結合にはじまり，さまざまな化学反応が必要となるが，この経路が連携してうまく働かなければ，血糖値は上昇する．**ブドウ糖取り込みの進みやすさをインスリン感受性**とよぶが，肥満や加齢などにより，インスリン感受性は低下する．一般的には，反対語である**インスリン抵抗性の増大**（インスリンの効きが悪くなる）がよく使われている．

イメージとしては，「膵臓が疲れ切りインスリンを十分に分泌できなくなった状態」がインスリン分泌低下であり，「肥満などによりインスリンが効きにくくなった状態」がインスリン抵抗性である．これらのインスリン作用不足がさまざまに重なりあうことで，慢性の高血糖状態をきたし，糖尿病を発症する（**図2**）．

4 糖尿病の診断

糖尿病と診断するためには，「慢性の高血糖状態」を証明しなければならないが，血糖値は食事の影響を受け，乱高下してしまう．そこで，**診断条件を一定とするために，採血時の状態に応じた"3種類の高血糖"が定義されている．**

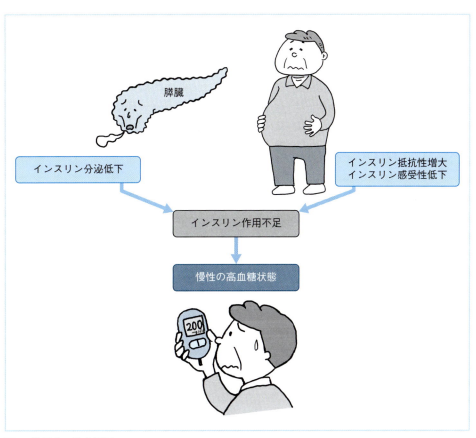

図2　糖尿病の発症要因

> ① 空腹時血糖値（絶食時血糖値）　126mg/dL以上
>   食事の影響を避けるため，10時間以上絶食させた状態で採血する（通常は前日の夜9時以降の絶食を指示する，飲水は許可＜清涼飲料水やジュースは不可＞）
> ② 随時血糖値　200mg/dL以上
>   食事摂取の有無を問わない（いつでもよい）
> ③ 経口ブドウ糖負荷試験の2時間値　200mg/dL以上
>   75gのブドウ糖相当を含有する炭酸ジュースを飲用させ2時間後に採血する

　これらの高血糖を「1回認めただけ」では，糖尿病と診断できない．別の日に（原則1か月以内），もう一度高血糖を確認して初めて診断できる点に注意してほしい．すなわち，**血糖値のみに基づく診断では最低2回の検査が必要になる**のだが，これでは診断まで時間がかかってしまうため，現在はHbA1c（ヘモグロビン・エー・ワン・シィー）が活用されている．

> ④ HbA1c　6.5%以上

　HbA1cは，別名"グリコヘモグロビン"とよばれる．**血液中のヘモグロビンは，血液中のブドウ糖濃度に応じて糖化を受ける**．糖化された特定のヘモグロビン（A1c）の濃度が，全体の何%を占めるかを表す検査値がHbA1cであり，この値は**過去1～2か月間の平均血糖値を反映**する．このため，HbA1cが高値の時，患者体内では慢性の高血糖状態が続いていると，間接的に判断できる．

　ただし，日本糖尿病学会はHbA1c単独での糖尿病診断を認めておらず，**必ず高血糖を確認する**ように求めている．これは，胎児ヘモグロビンや貧血などの影響により，HbA1cが見かけ上の高値や低値を示すことがあるためである．

　また，慢性の高血糖状態を証明する所見として，「糖尿病の典型的症状」および「確実な糖尿病網膜症」も認められている（ただしこの2つも高血糖の証明が必要）．

> ⑤ 糖尿病の典型的症状　口渇，多飲，多尿，体重減少など
> ⑥ 確実な糖尿病網膜症　眼底検査などによって診断されたもの

　以上をまとめると，①～③の高血糖を2回にわたり認めるか，高血糖1回と④のHbA1c高値，⑤の典型的症状，⑥の糖尿病網膜症，いずれかを認めれば糖尿病と診断できる（**図3**）．

　ここで，診断基準の中に"尿糖"の所見が含まれていない点に注意してほしい．**高齢者や糖尿病患者では，高血糖であっても尿糖が陰性になることがある**からである．糖尿病という名前から，"尿糖が出たから糖尿病"，"尿糖は出ていないから糖尿病ではない"と，勘違いしている国民は多い．このように「糖尿病」という名称は，病態を正しく反映しておらず，排泄物の名前が誤解や偏見につながることもあるため，日本糖尿病学会は「ダイアベティス」への変更を検討している．

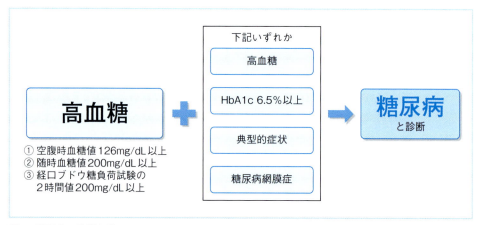

図3　糖尿病の診断方法

なお，診断基準に用いられている血糖値とHbA1c値であるが，これは疫学調査から明らかになった**糖尿病網膜症の発症が急激に増加する閾値**が採用されている．

5 成因と病態による分類

糖尿病の診断がつくと，糖尿病専門医は成因と病態に基づき分類を行う．**成因分類は発症機序による学術的な分類**であり，**病態分類は治療方針を決定する際に必要になる臨床的な分類**といえる．

成因は，大きく次の3種類が存在する．

> ①1型　膵臓β細胞の破壊により発症
> ②2型　原因不明のインスリン作用不足（主としてインスリン抵抗性の増大）により発症
> ③その他　遺伝子異常，膵切除，慢性膵炎，慢性肝炎，ステロイド治療などにより発症

"1型"は，**ウィルス感染などを契機として膵臓β細胞が破壊**され，通常は後述の**インスリン依存状態に陥る**．発症には遺伝的素因（HLA遺伝子）が関与しており，欧米人に比して日本人には少ない．従来は小児期や思春期に好発するといわれていたが，現在は中高年でも発症が認められることが明らかになっている．**成人糖尿病の4%が該当する**ため，1型糖尿病は決して稀な疾患ではない．

"その他"は，ミトコンドリア遺伝子異常や，膵癌による膵臓切除後，慢性膵炎，慢性肝炎，ステロイド治療など，**特定の原因に基づいて発症する糖尿病**である．明らかな原因が存在する点が2型とは異なる．

"2型"は，**1型およびその他が除外された後に残る原因不明の糖尿病**である．まだ同定されていない複数の遺伝因子に，過食や運動不足などの環境因子が加わることで，糖尿病を発症する．2型糖尿病は成人糖尿病の9割以上を占めるといわれている．

続いて病態は，大きく"インスリン依存状態"と"インスリン非依存状態"に分かれる．

> ①インスリン依存状態　インスリンが絶対的に欠乏（インスリン治療）
> ②インスリン非依存状態　インスリンが相対的に不足（食事運動療法，内服治療，内服＋インスリン治療）

"インスリン依存状態"は，膵臓β細胞機能が廃絶した結果，インスリンが絶対的に欠乏し，**生命維持のためにインスリン治療を必要とする状態**である．人間は，肝臓に蓄えたグリコーゲンの分解により，空腹時においてもブドウ糖は常に血中に放出されている．膵臓が正常であれば，インスリン基礎分泌により血糖上昇は起きないが，インスリン依存状態の患者はインスリンが分泌されないため，**絶食下でも高血糖を来す**．たとえば，インスリンポンプで治療中の1型糖尿病患者へのインスリン投与が途絶えると，1時間あたり50〜60mg/dLずつ血糖値は上昇する．そのまま放置すると，半日も立たずに血糖値は

600 mg/dLを超え，生命が危険な状態に陥る.

これに対して，"インスリン非依存状態"はインスリンの相対的な不足であり，インスリン治療は必ずしも必要としない*.**糖尿病患者のほとんどはインスリン非依存状態**であり，薬物を使わない食事運動療法，内服治療，内服と注射製剤**を組み合わせた治療が行われる.

インスリン依存状態とインスリン非依存状態の区別を付けることは，治療方針を決定するうえで極めて重要である.その判断にはCペプチドの検査が必要になるが，非専門医は両者の区別をしないまま治療にあたっている場合が多い.

インスリン依存状態にある患者の特徴は，**激しい血糖変動**である.インスリン治療を受けているにもかかわらず，著しい高血糖と低血糖を繰り返している場合は，インスリン依存状態の可能性が高いため，患者に糖尿病専門医の受診を勧めてほしい.

> *高血糖が続く場合，血糖値是正のためにインスリンが使われることがある.

> **以前はインスリンが主流であったが，最近は急速にGPL-1製剤が増えている.

6 糖尿病の自覚症状（図4）

慢性の高血糖状態が続くと，糖尿病に特徴的な自覚症状が出現する.血液検査の実施がむずかしい歯科外来において，自覚症状は患者が糖尿病であるかどうかを判断するうえで，大変有用な所見となる.ここでは「口渇・多飲・多尿・体重減少・こむら返り***」の5つを覚えておいてほしい.

160〜180 mg/dL以上の高血糖が続くと，尿中にブドウ糖が出現するようになる****.高濃度の尿中ブドウ糖は浸透圧利尿をもたらし，尿量の増大に合わせ，排尿回数も頻回となる.このため，体内の水分が失われ，口渇をはじめとする脱水症状が現れる.また，ブドウ糖は貴重なエネルギー源であるから，尿中へのブドウ糖排泄は体重減少をもたらす.以下，順を追って自覚症状のとらえ方を説明する.

> ***こむら返りは，糖尿病治療ガイドには記載されていないが，筆者はこれまでの臨床経験から重要視している.

> ****高齢者や一部の糖尿病患者では血糖値が200 mg/dL近くになっても尿糖が陽性にならないことがある.

1）多尿

聴取のポイントは**夜間の排尿回数**である.就寝中，数時間おきにトイレに行っているのであれば，それは糖尿病の症状である可能性が高い.ただし，高齢者や前立腺肥大症の患者でも夜間頻尿を認めることが多々あるため，注意が必要である.「以前に比べて，最近夜のオシッコの回数が増えていませんか？」のように問いかけるとよい.

2）口渇・多飲

多尿により水分が体外に失われるため，**強い口渇感が出現し，患者は1日中，多量に飲水する**ようになる（しばしば1日4リットル以上に及ぶ）.多尿と同じく，通常ではみられない**夜間の飲水**が特徴的である.飲水だけでは口渇を抑えきれず，氷をかじったり，アイスキャンディーを食べる行動もよく認められる（冬季でも）.また，口渇の強い患者は炭酸飲料水を好む.

口渇に対する代償行動として，ジュース，炭酸飲料，アイス，果物を多量摂取し***，この結果さらに血糖上昇を起こし症状が悪化するという，悪循環をきたしている症例が多い.

> *****これらは，う蝕のリスクでもあることに注意してほしい.

3）こむら返り

高血糖状態に，脱水による循環不全などが加わると，筋肉の痙攣が起きることがある．腓腹筋の痙攣（こむら返り）が典型的であるが，**こむら返りは夜間から朝方にかけて好発**する．糖尿病が疑われる患者には，「最近，夜寝ている間に足がつることはありませんか？」と尋ねてみてほしい．こむら返りを認め，口渇・多飲・多尿などが併発していれば，ほぼ糖尿病と考えて間違いない．

4）体重減少

ブドウ糖が大量に尿中へ排出されることにより，エネルギーロスが発生する．代替エネルギーを得るために，脂肪組織や筋肉においてタンパク質や脂肪の分解が起き，結果として体重が減少する．

風貌から明らかに痩せたことがわかる患者の場合は，「**この1か月で何キロ痩せられましたか？**」と尋ねるとよい．重症の場合，体重減少は1か月間で5〜10kgに及ぶことがある．

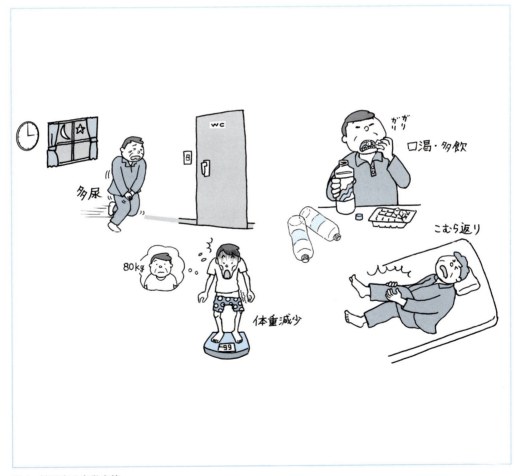

図4 糖尿病の自覚症状

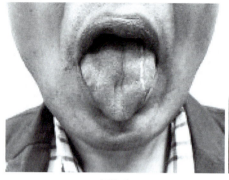
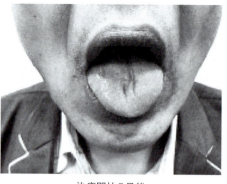

初診時
血糖値566mg/dL

治療開始5日後
血糖値312mg/dL

図5　糖尿病患者の舌脱水所見の変化（西田，2017²⁾より引用）
左：治療前（舌全体が萎縮し舌先が尖っている），右：治療5日後（舌の大きさは元に戻り舌先は丸みを帯びている）

7 糖尿病の他覚所見

　糖尿病の他覚所見として，最もとらえやすいものは"脱水症状"であるが，中でも筆者が最重要視しているものが**口腔内乾燥所見**である．具体的には，唾液分泌低下と舌の乾燥所見が挙げられる．これらの変化対象は歯科の専門領域であるため，**歯科衛生士が口腔内の診察を通して糖尿病による脱水症状に気づく**ことは十分可能である．

　口腔内乾燥所見のうち，糖尿病に特徴的な舌乾燥について紹介する．脱水が進行すると唾液分泌の減少と共に，舌の表面が乾燥する．さらに重症化すると**舌全体が萎縮し，舌先が先鋭化する**（**図5**）．

　これらの所見は，血糖値の改善と共に速やかに消失するので，歯科衛生士の立場で「舌に潤いが戻って，元気になってきましたね」と勇気づけを行うこともできる．歯科外来では血液検査ができなくても，口腔内の診察を通して，**糖尿病の指摘**だけでなく，**糖尿病の改善を患者と一緒に喜び合う**ことができることを知っておいてほしい．

8 糖尿病の慢性合併症と併存疾患

　慢性の高血糖状態が続くと，さまざまな糖尿病慢性合併症が現れることがある＊．糖尿病合併症は，大きく「**細小血管障害と大血管障害**」に分類される．

＊すべての患者が合併する訳ではない．合併症の発症は，遺伝因子と環境因子（喫煙，高脂血症，高血圧症など）の影響を受ける．中でも，腎症や大血管障害などは遺伝的背景が濃厚であるため，家族歴の聴取が重要となる．

1 細小血管障害

　別名，"**糖尿病の三大合併症**"ともよばれ「**網膜症，腎症，神経障害**」の3つからなる．これらはいずれも，**細い血管の障害**により発症することから細小血管障害と総称されているが，**糖尿病患者のみに認められる重要な合併症**であるため，三大合併症とよばれてきた．

1）糖尿病網膜症

　網膜の血流障害や出血により，眼底出血や硝子体出血，網膜剥離などを引き起こし，**視**

力障害に陥る．**糖尿病網膜症は，日本人の失明原因の第二位である**[*]．

*一位は緑内障であるが，これも糖尿病患者に多い．

2）糖尿病腎症

腎臓糸球体の血管障害により，腎機能障害を来し，**タンパク尿**が出現する．タンパク尿が慢性的に持続し，次第にタンパク排泄量が増加すると，**慢性腎不全**に移行し，最終的には**透析療法**に至る．**糖尿病腎症は，透析導入原因の第一位である**[**]．

**透析患者一人あたりの年間医療費は500～600万円に達するため，国は糖尿病腎症の重症化予防に力を入れている．

3）糖尿病神経障害

大きくは，多発神経障害と単神経障害に分類されるが，前者が高頻度に認められる．

多発神経障害は，両手足の感覚・運動神経障害や自律神経障害から発症する．両足の感覚障害からはじまることが多く，しびれ，疼痛，知覚鈍麻，知覚異常など，その症状は多彩である．**自律神経障害**が重症化すると，起立時の低血圧により目眩や失神を来すようになる．この他，**消化管運動神経の機能低下**による慢性の胃腸症状（嘔吐・便秘・下痢），**膀胱機能低下**による残尿や無力性膀胱，**勃起障害**などもよく認められる．

単神経障害は，突然，単一神経の麻痺として発症する．**外眼筋麻痺，顔面神経麻痺**が多いが，通常は数か月以内に自然寛解する[***]．

***ステロイド治療が行われることもある．

❷ 大血管障害

文字通り，**太い血管の障害**による合併症であるが，**糖尿病以外の患者（喫煙・高血圧症・高脂血症など）でも認められる**点が，細小血管障害とは異なる．

1）冠動脈疾患

心臓自身を循環する冠状動脈の狭窄・閉塞により，**狭心症や心筋梗塞**を引き起こす．

2）脳血管障害

脳血管の出血・閉塞により，**脳出血や脳梗塞**を発症する（後者のほうが多い）．

****100～300メートル程度の歩行後に，足のしびれ・痛みが生じ，歩行困難となるが，安静により回復する．

3）末梢動脈疾患

下肢の動脈が閉塞し，末梢循環不全をきたし，**潰瘍や壊疽**に至る．自覚症状として，**間欠性跛行**が重要である[****]．

❸ 糖尿病は血管病

以上より，筆者は糖尿病を"**血管病**"ととらえている（**図6**）．血管病であるために，全身にさまざまな合併症を引き起こし，人々の生活はもとより，医療財政にも暗い影を落とす．医科だけの取り組みで，この不幸の連鎖を断ち切ることはできないため，歯周病治療による歯科からの支援が重要となる．

糖尿病慢性合併症を系統立ってスラスラいえるように，語呂合わせを使った記憶方法を

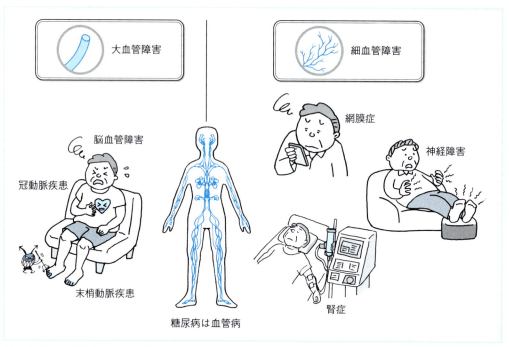

図6　糖尿病は血管病（西田，2017[2]）より引用一部改変）

紹介しておく．まず細小血管障害だが，神経障害は頭文字の"ジ"，網膜症は目の"メ"，腎症は頭文字の"ジ"，合わせて「シメジ」．次に大血管障害は，末梢動脈疾患は壊疽を起こすので"エ"，脳血管障害は脳の頭文字で"ノ"，虚血性心疾患は狭心症の頭文字で"キ"，合わせて「エノキ」となる．

4 歯周病は糖尿病の併存疾患

　1993年，歯科医師であるLöe（レー）は「**歯周病は第6の糖尿病合併症**」であることを提唱した[5]．医師ではなく，歯科医師がこの事実に気づいたという点が重要である．その理由であるが，我々医療従事者は検査結果を通して相手を観察する癖がついているのに対し，歯科医師や歯科衛生士は診察を通して口腔の粘膜や歯肉などの微細な変化に気づくことができるからではないかと，筆者は考えている．「糖尿病患者さんの口腔は何かおかしい…歯周治療に対する反応性がどうも悪い…」，血液検査には現れないこのようなサインを見逃さないことが重要といえる．

　日本においてもつい最近までは，「歯周病は第6の糖尿病合併症」として，広く認知されていたが日本糖尿病学会は2020年発行の糖尿病治療ガイドから，歯周病を「**糖尿病の併存疾患*のひとつ**」として位置づけた．歯周病を糖尿病合併症とよぶことは，誤りであるので注意してほしい．

*他に骨病変，手の病変，認知症，癌が含まれる．

> **糖尿病慢性合併症の覚え方**
> 1. 糖尿病神経障害（シ）
> 2. 糖尿病網膜症（メ）
> 3. 糖尿病腎症（ジ）
> 4. 末梢動脈疾患（PAD：Peripheral Artery Disease；足壊疽）（エ）
> 5. 脳心血管障害（CVD：Cerebro Vascular Disease；脳血管障害・虚血性心疾患）（ノ・キ）

　これは筆者の個人的見解だが，細小血管障害と大血管障害が血管病である観点に立てば，**歯周病もまた血管病**ととらえられるのではないかと考えている．歯や歯肉，歯根膜などの歯周組織は血管豊富な組織であり，張り巡らされている神経網も膨大である．糖尿病患者では，歯髄や歯周組織の微小循環障害/神経障害が起きており，その結果として歯周病が重症化している可能性がある．

⑨ 糖尿病の治療

　糖尿病の治療方針を決定するためには，先に述べた成因と病態別の分類結果が重要となる．1型糖尿病，とくに**インスリン依存状態にある患者の場合は，ただちにインスリン治療を開始**する（インスリン療法の絶対的適応*）．これに対して，2型糖尿病でインスリン非依存状態にある患者の場合，一般的には**食事療法と運動療法からはじめ，血糖コントロール目標を達成できない場合に，薬物療法を追加する**．

　薬物療法としては，経口薬療法と注射薬療法に大別される．経口薬は，その薬理作用に応じて**インスリン抵抗性改善系**（ビグアナイド薬・チアゾリジン薬），**インスリン分泌促進系**（スルホニル尿素薬・即効型インスリン分泌促進薬・DPP-4阻害薬），**糖吸収・排泄調整系**（α-グルコシダーゼ阻害薬・SGLT2阻害薬）の3種類に分類される．注射薬には，**インスリンとGLP-1受容体作動薬**がある．

　これらの治療方法の中で，**歯科医療と最も密接にかかわる部分は食事療法**である．糖尿病治療ガイドは，初診時の食事指導のポイントとして下記の7項目を挙げている[3]（【】括弧内は筆者の注釈）．

① 腹八分目とする【十分な咀嚼が満腹中枢を刺激する】

② 食品の種類はできるだけ多くする【健康な咀嚼機能が偏食をなくす】

③ 脂質は控えめに【旨味も味わえる健康な味覚機能が偏食をなくす】

④ 食物繊維を多く含む食品（野菜**，海藻，きのこなど）を摂る【何でも嚙める咀嚼機能】

⑤ 朝食，昼食，夕食を規則正しく【食事が苦にならない健康な口腔機能】

⑥ ゆっくりよくかんで食べる【健康な唾液分泌機能と咀嚼機能】

⑦ 単純糖質を多く含む食品の間食を避ける【う蝕予防】

*インスリン療法の絶対的適応症例としては，インスリン依存状態の他に，高血糖性昏睡，重症肝障害，重症腎障害，重症感染症，外科手術時，糖尿病合併妊婦，静脈栄養中の高血糖がある．

**厚生労働省は健康日本21において，成人の野菜摂取量として1日あたり350g以上を目標としているが[6]，これは健康な咬合機能がなければ達成できないことに注意してほしい．

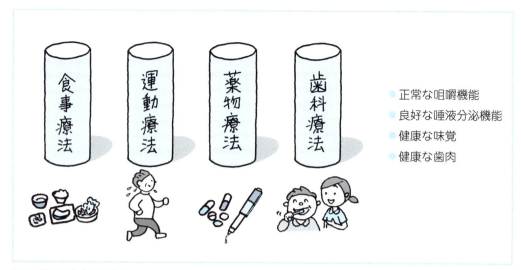

図7　糖尿病治療の四本柱

　糖尿病食事療法のポイントは，①～⑥まで健康な口腔機能を前提としており，⑦については，う蝕予防の指導がそのまま糖尿病患者の食事指導に応用できることがわかる．

　従来は，食事療法・運動療法・薬物療法が糖尿病治療の三本柱とされてきたが，筆者は今後，**歯科療法**も新たな柱として加わるべきだと考えている（**図7**）．

10 歯科外来で注意すべきポイント

　歯科外来で糖尿病患者の診療にあたる際，注意すべきポイントについて「高血糖と低血糖」の2点に絞って述べる．

1 高血糖

　一般的な術前の血糖管理目標は，随時血糖値で200mg/dL以下とされている．しかしながら，糖尿病患者の血糖値が食後1～2時間で200mg/dLを超えることは，糖尿病外来ではしばしば観察され，とくに高齢者では食後高血糖が著しい傾向にある．

　Haraseらの報告によれば[8]，愛媛県の一般歯科外来で血糖値を測定したところ，716名（平均年齢61歳）の平均血糖値は133mg/dLであり，200mg/dL以上であった患者は全体の1割（68名）を占めている．さらに，糖尿病の既往がある患者（151名，平均年齢67歳）の場合，**平均血糖値は183mg/dL，200mg/dL以上の患者は32％**にも達した．

　この事実は，歯科外来の初診時に糖尿病の既往を確認することの重要性を示している．初診時の問診用紙には「**糖尿病といわれたことはありますか？**」の一文を入れておいてほしい．糖尿病の既往を認める患者の場合は，**糖尿病連携手帳や診療情報等連携共有料（後述）を活用し，積極的にかかりつけ医師との連携を取る**必要がある．

2 低血糖

　糖尿病治療における，**薬物療法最大の副作用は低血糖**である．とくに高齢者では，肝機能や腎機能の低下により薬物の代謝能力が低下し，薬物血中濃度が上昇しやすいことから，低血糖が高頻度で起きやすい．

　歯科外来で低血糖を把握するためには，その自覚症状を知っておく必要がある．低血糖症状は一般的に，副交感神経，交感神経，中枢神経の順で現れる[*]．

1. 副交感神経刺激症状（血糖値80 mg/dL前後）
   お腹が空き過ぎてグーグー鳴る
2. 交感神経刺激症状（血糖値70 mg/dL前後）
   冷汗（あぶら汗），振戦（手や声の震え），四肢の冷感・顔面蒼白，動悸
3. 中枢神経症状（血糖値60 mg/dL未満）
   傾眠（あくび），異常行動（易怒性：急に怒りはじめる，徘徊），昏睡（いびき）

　糖尿病で薬物療法中の患者が上記の症状を呈した場合は，低血糖症の可能性が高いため，**ブドウ糖の補給を行う**[**]．

　ブドウ糖の投与方法であるが，意識障害がなければ**清涼飲料水**[***]**やスポーツ用のブドウ糖キャンディー**を与える．通常，**10グラム相当のブドウ糖摂取により5～10分以内に低血糖症状は消失**する．意識障害を認める場合，ブドウ糖注射液が用意できれば静脈投与を行う（不可能であれば救急搬送）．

[*]高齢者では神経機能低下のため，副交感神経刺激症状や交感神経刺激症状（警告症状）が出ることなく，突然中枢神経症状に至ることがあるので，注意が必要である．

[**]簡易血糖測定器があれば低血糖であると診断できるが，症状から**低血糖症が疑われる場合は，積極的にブドウ糖投与を行ってよい．高血糖よりも低血糖のほうがはるかに危険**だからである．

[***]ファンタ®，コーラ，オレンジジュース，アップルジュースなどが，ブドウ糖を豊富に含んでいる．

3 シックデイ

　糖尿病患者が体調不良により，**食事ができなくなったとき**をシックデイとよび，医療従事者は日頃から注意を払っている．薬物療法や注射療法は，定期的な食事摂取を想定して投与量が設定されているため，**食事量が普段より下回った状態で内服・注射を行うと低血糖を起こす**．

　シックデイはインフルエンザによる発熱や，胃腸炎による嘔吐などを契機として起こることが多いが，**う蝕による疼痛や歯周病の急性症状，義歯の不適合や災害による喪失，歯科処置後の合併症**などでも，起こりうることに留意してほしい．

　このため，糖尿病治療中の患者に対して観血的処置を実施する場合，**予約は食後の時間帯に設定する**配慮が必要である．

11 糖尿病領域における医科歯科連携

　我が国では，これまでさまざまな領域において医科歯科連携が推進されてきたが，糖尿病領域は，その中でも世界最先端の内容を誇っている．

　2005年，増大する糖尿病患者への対策として，日本医師会・日本糖尿病学会・日本糖尿病協会の三者は合同で"**糖尿病対策推進会議**"を設立した．2007年，新たに日本歯科

医師会が参画し，**四者は幹事団体**を構成している．糖尿病対策推進会議にはこの他，眼科医会，薬剤師会，栄養士会，看護協会，理学療法士協会なども参加しているが，これらはすべて構成団体である事実からも，糖尿病対策において，歯科への期待がいかに大きいかがわかる．

翌2008年，糖尿病治療ガイドにはじめて**歯周病が合併症の1つとして登場**した．その後，改訂が続く中で歯周病の掲載は続いており，2022年版には次のように記載されている[3]．

糖尿病患者は歯周病になりやすく，歯周病が重症化している場合には，患者に自覚症状がなくても糖尿病の疑いを考慮する必要がある．また，血糖コントロールが悪いほど歯周病も悪化するといわれているため，**医科歯科相互の受診勧奨を行うなどの連携が必要**となる．なお，医科と歯科の連携診療においては，診療情報提供料（Ⅰ），診療情報連携共有料が算定できる．また，かかりつけ医からの求めに応じて，歯科医料機関から診療情報を文書で提供した場合は，診療情報提供料（Ⅲ）が算定できる．医科と歯科相互の受診勧奨の重要性が強調されている点に，注目してほしい．

2016年には，遂に糖尿病診療ガイドラインにおいて，「**2型糖尿病患者では歯周治療により血糖が改善する可能性があるため，歯周治療を推奨する**」ことが宣言された．その根拠としては，国内外の研究により，**歯周基本治療後にHbA1cが0.4〜0.7%低下する**事実が挙げられている[8]．経口薬一剤によるHbA1c低下作用は，0.6%前後であるため，**歯周基本治療には糖尿病の内服薬一剤に匹敵する血糖改善作用がある**といえる．

同年，日本糖尿病協会は糖尿病連携手帳*（**図8**）を改訂し，歯科医師による記載はそれまでの4項目から13項目へと大幅に拡充された（施設名・歯科医師名・検査日・歯周病分類・口腔清掃度・出血状況・口腔乾燥状態・咀嚼力・現在歯数・インプラントの有無・義歯の有無・所見の変化・次回受診月）**．

同手帳の連携マップには“かかりつけ歯科医”が記載されているが，**糖尿病患者はこれらの連携先を受診する際は，受付で必ず手帳を提示するように指導を受けている**．歯科医師および歯科衛生士が，糖尿病連携手帳の存在と運用方法を理解しておくことは当然であるが，受付スタッフにも提示された場合の対応方法をあらかじめ伝えておいてほしい．

これらの動きに加え，2016年春の診療報酬改訂では，厚生労働省が新たな歯科診療報酬として“P処（糖）”を導入した．従来，歯周治療では最初から抗生物質投与（ミノサイクリンの歯周ポケットへの局所注入）を行うことは，保険上認められていなかった．しかし，P処（糖）の登場により，**糖尿病患者が医科から紹介された場合は特例として，歯周基本治療と平行しながら抗菌療法を初期より併用することが可能になったのである**[2]．

続いて，2018年春の診療報酬改訂では，医科歯科連携を推進するために，さらに強力な診療報酬が医科歯科双方の点数表に登場した．**“診療情報連携共有料”*****とよばれるもので，対象患者は次のように指定された．

---

*日本糖尿病協会が企業の協賛を得て発行し，無料配布している手帳（12.0x16.6cm）[9]．

**これは眼科医が記載するスペースとほぼ同等である．

***令和6年度の診療報酬改定により，歯科点数表では診療情報等連携共有料1および2に変更された．この結果，歯科から患者の服薬状況について，保険薬局に照会することが可能になった．

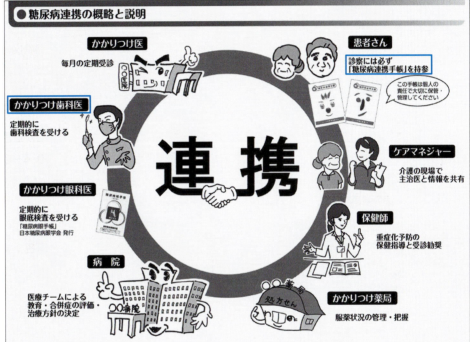

図8 糖尿病連携手帳（上左：表紙，上右：歯科記載ページ，下：連携マップ）

> 慢性疾患などを有する患者であって，歯科治療を行ううえで特に**検査値や処方内容などの診療情報を確認する必要がある**患者

慢性疾患の代表が，糖尿病であることはいうまでもない．これからの歯科医療は，**口腔だけでなく，患者の検査結果や薬物療法の内容に至るまで，全身状況を把握したうえで，医科と連携して一人の患者を支える姿勢**が求められているのである．

歯周基本治療による糖尿病改善効果は，学術的に明らかになっており，令和6年度からは国も診療報酬改定を通して，糖尿病患者への歯科受診勧奨を強力に支援していることから，歯科衛生士に期待される役割は，今後極めて大きなものになるだろう．

文献

1) Tonetti MS et al.：Staging and grading of periodontitis：Framework and proposal of a new classification and case definition. J Clin Periodontol, 45（suppl 20）：S149-S161, 2018.
2) 西田亙：内科医から伝えたい歯科医院に知ってほしい糖尿病のこと．医歯薬出版，東京，2017.
3) 日本糖尿病学会編・著：糖尿病治療ガイド 2022-2023. 文光堂，東京，2022.
4) 日本糖尿病学会編：患者さんとその家族のための糖尿病治療の手びき 2023（改訂第58版）．南江堂，東京，2023.
5) Löe H：Periodontal Disease The sixth complication of diabetes melitus. Diabetes Care, 16：329-334, 1993.
6) 厚生労働省：健康日本21（栄養・食生活），https://www.mhlw.go.jp/www1/topics/kenko21_11/b1.html
7) Harase T et al.：Clinical implication of blood glucose monitoring in general dental offices：the Ehime Dental Diabetes Study. BMJ Open Diabetes Res Care, 3（1）：e000151, 2015.
8) 日本糖尿病学会編：糖尿病診療ガイドライン2016. 南江堂，東京，2016.
9) 日本糖尿病協会：糖尿病連携手帳，http://www.nittokyo.or.jp/patient/goods/handbook.html

（西田　亙）

総論

2 糖尿病予防指導に必要な糖代謝異常の知識

糖尿病予防指導とは，文字通り「糖尿病の発症を予防するための指導」を意味する．そのためには，糖尿病を発症する前段階である"糖代謝異常"の存在を知っておかねばならない．加えて，なぜ糖代謝異常の段階で糖尿病を予防する必要があるのか，その背景も理解しておく必要がある．

1 糖尿病も歯周病も治癒する病気ではない

日本糖尿病学会が編纂している糖尿病治療ガイドには，次のような一文が記載されている[1]．

糖尿病は治癒する病気ではないので，決して通院（受診）を中断しないよう指導する．

ひとたび糖尿病を発症してしまうと，現在の医療では失われた膵臓のβ細胞機能（インスリン分泌能力）を健常レベルまで回復させることはできない．このために，日本糖尿病学会はあえて厳しい口調で「**糖尿病は治癒する病気ではない**」と明言している．そして，「**治らない病気であるからこそ，生涯にわたる通院が必要であると患者に指導せよ**」とも述べている．日本糖尿病対策推進会議は，生涯にわたる通院の必要性を国民に訴えるために，啓発ポスター「糖尿病の受診勧奨と治療中断防止」まで作成している[2]（**図1**）．

これは言い方を変えれば，「**糖尿病を発症してしまうと，もはや健常な体には戻れない**」ことを意味している．元に戻れないことを，専門用語で"**不可逆的**"とよぶ．

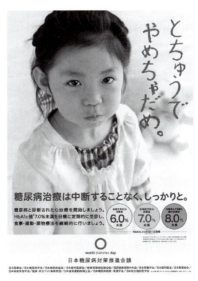

図1 日本糖尿病対策推進会議による糖尿病の受診啓発ポスター（日本糖尿病推進会議，2013[2]より）

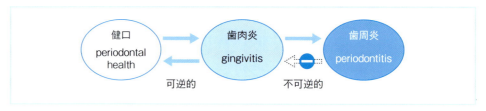

図2 歯肉炎の可逆性と歯周炎の不可逆性 （Chapple ILC et al., 2018[3]より改変）

2018年6月，オランダ・アムステルダムで開催されたEuroPerio9において，19年ぶりに新しい歯周疾患の分類が発表されたが，この中にも"不可逆的"という言葉が登場している．

歯肉炎の状態であれば，健常な口腔状態（健口）に戻ることができるが（可逆的），**歯周炎を発症してしまうと歯周組織が破壊され元には戻れない**ことが，新分類では強調されている[3]（**図2**）．

歯肉炎の段階で介入し，歯周炎の発症を防ぐことがいかに大切であるかは，歯科衛生士であれば容易に理解できることだろう．これと全く同じ視点が，"糖尿病予防指導"にも求められているのである．

2 糖代謝異常とは？

"糖尿病"に関しては，糖尿病治療ガイドをはじめとし，さまざまなテキストに詳細が記されているが，"糖代謝異常"についてはほとんど記載がない．これは，日本の医療保険制度が疾病保険に基づいており，予防的観点が欠落していることが背景にあると考えられる．

そこで，本稿では米国糖尿病学会（ADA：American Diabetes Association）の分類[4]を参考にしながら，筆者の考える糖代謝異常のとらえ方を解説する．

HbA1c 6.5％以上，空腹時血糖（絶食時血糖）126mg/dL以上の場合に，糖尿病型と判定されるが（p.5〜6参照），米国糖尿病学会は糖尿病予防の観点から，糖尿病の前段階として"**前糖尿病（prediabetes）**"を定義している．**HbA1c 5.7〜6.4％，空腹時血糖100〜125mg/dLの集団は将来糖尿病に移行しやすい**ことが，その理由である＊．

前糖尿病よりもさらに軽微な糖代謝異常が，**妊娠糖尿病**である．便宜上，"糖尿病"という名称が使われているが，正確には**極早期の糖代謝異常**である．母体の血糖値が少しでも高値であると，胎児や出産に異常を認めることが大規模臨床研究で明らかになったことから[5]，妊婦には厳格な診断基準が適用されている．

以上より，**糖代謝異常は妊娠糖尿病と前糖尿病から構成**されていることがわかるが，重要なことは「妊娠糖尿病，前糖尿病，糖尿病という3つの病態が"連続"している」事実である（**図3**）．

＊ 我が国には，米国の前糖尿病に該当する定義は存在せず，「境界型・メタボリックシンドローム・特定健診保健指導対象者」など，似通った分類が乱立し混乱を招いているうえに，国民に糖代謝異常の恐ろしさが正しく伝わっていない．

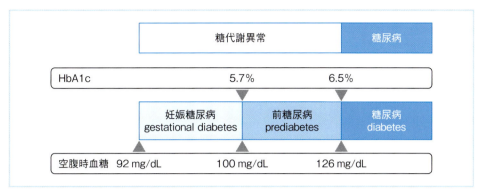

図3 連続する糖代謝異常と糖尿病

3 歯周炎のステージ分類

　残念ながら，糖尿病療養指導士の多くは，教育上の問題から糖代謝異常と糖尿病の連続性に関する認識が乏しい．一方，歯科医療従事者は"歯周炎の連続性"を，日常臨床を通じてよく理解していることから，「歯科衛生士は糖尿病予防の意味を医科よりも深く，より早く理解できる立場にある」と考えられる．

　EuroPerio9で発表された歯周炎の分類には，新しく"ステージ分類"が導入された．これは医科における癌のステージ分類にならい，3つの観点（臨床的付着喪失，骨吸収，喪失歯数）から歯周炎の重症度を判定するものである[6]．このうち，臨床的付着喪失（CAL：Clinical Attachment Loss）に基づいたステージ分類を示す（**図4**）．

4 歯科衛生士だからこそ見えてくる糖尿病予防

　図3と**図4**を見比べれば「歯周炎のステージ分類と，妊娠糖尿病・前糖尿病・糖尿病の分類は非常に似通っている」ことがおわかりいただけるだろう．

　歯肉炎や歯周炎に対する姿勢と考え方は，そのまま糖尿病予防に通用することを知っておいてほしい．たとえば，前章で紹介した食事指導のポイント（p.13参照）を**歯科衛生士の立場から，妊婦や妊娠予定の女性にチェアサイドで指導できれば，糖尿病はもちろん，前糖尿病や妊娠糖尿病から患者を守ることができる．**

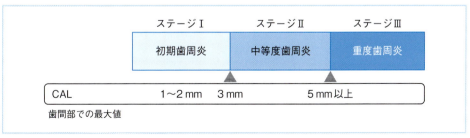

図4　臨床的付着喪失に基づいた歯周炎のステージ分類　　　　　（Tonetti MS et al., 2018[6]より改変）
臨床的付着喪失が，5mm以上のときに重度歯周炎（ステージⅢ），3〜4mmのときに中等度歯周炎（ステージⅡ），1〜2mmのときに初期歯周炎（ステージⅠ）に該当する*．

* 最終的なステージ分類は，他の観点も含め総合的に判断される．

このようなかけがえのない予防の仕事は，内科医にはできない．だからこそ，筆者は生まれ変わったら歯科衛生士になりたいのである．

文献
1）日本糖尿病学会編・著：糖尿病治療ガイド 2022-2023，文光堂，東京，2022.
2）日本糖尿病対策推進会議：糖尿病啓発ポスター「糖尿病の受診勧奨と治療中断防止」，2013（http://dl.med.or.jp/dl-med/tounyoubyou/diabetes_keihatsu.pdf）.
3）Chapple ILC et al.：Periodontal health and gingival diseases and conditions on an intact and a reduced periodontium：Consensus report of workgroup 1 of the 2017 World Workshop on the Classification of Periodontal and Peri-Implant Diseases and Conditions. J Clin Periodontol, 45（suppl 20）：S68-S77, 2018.
4）American Diabetes Association：Diagnosing Diabetes and Learning About Prediabetes（http://www.diabetes.org/diabetes-basics/diagnosis/）
5）HAPO Study Cooperative Research Group et al.：Hyperglycemia and adverse pregnancy outcomes, N Engl J Med, 358（19）：1991-2002, 2008.
6）Tonetti MS et al.：Staging and grading of periodontitis：Framework and proposal of a new classification and case definition. J Clin Periodontol, 45（suppl 20）：S149-S161, 2018.

（西田　互）

総論

3 糖尿病と歯周病の関係

糖尿病が問題視される理由の1つとして，**合併症**が惹起されやすいことが挙げられる．網膜症，腎症神経障害，心筋梗塞，脳梗塞などに続いて，歯周病は糖尿病の第6番目の合併症といわれてきた[1]．これは，歯周病が糖尿病患者では発症しやすく，その進行スピードも健常者群と比較して速いこと，また再発もしやすい点に起因する．近年では，歯周病は糖尿病の併存疾患の1つとして捉えられるようになっており，多くの研究が行われている．本章では，糖尿病と歯周病の関係の概要を述べる．

1 糖尿病患者の歯周病罹患率は高く，重症化を示す

糖尿病患者の歯周病への罹患は，1型，2型糖尿病ともに確率的に偶然とは考えにくく必然的，つまり有意に重症を示すことが，これまでの複数の研究の統合解析によって報告されている[2]．たとえば，若年者の1型糖尿病患者を対象に歯周病罹患状況を調査した研究によると，1型糖尿病患者群のおよそ10％以上が歯周病に罹患していた．これに対して，同年代の健常者群では歯周病罹患率約1％程度であり，1型糖尿病患者では健常者と比較して有意に歯周病の発症頻度が高いことが明らかにされている[3]．そして，糖尿病患者の多くの割合を占める2型糖尿患者がコントロール群と比較して歯周病の発症頻度が高いことも，多くの疫学調査で示されている．代表的な研究報告としては，米国のネイティブインディアンであるピマインディアンを対象としたものがある．アリゾナ州ヒーラ渓谷に居住する彼らは，世界で最も高頻度（成人の約半数）に2型糖尿病を発症する民族であり，15歳以上における糖尿病患者の歯周病発症率は，糖尿病患者ではない者に比べ約2.6倍高いことが示されている[4]（**図1**）．さらに，彼らを対象とした別の研究では，2型糖尿病患者は健常者と比較して，2年経過後の歯槽骨吸収率が高かったと報告されてい

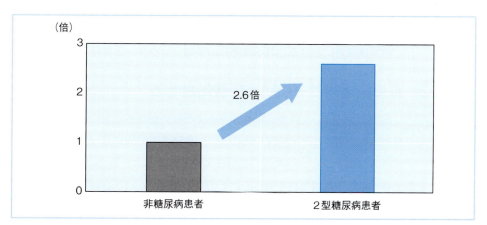

図1 歯周病発生率

(Nelson RG, 1990[4] より一部改変)

る[5]．米国における血糖コントロール状態と歯周病重症度の調査研究において，歯周病が重症であるオッズ比は，糖尿病患者ではない者に比して，血糖コントロールの1つの指標であるヘモグロビンA1c（HbA1c）9.0％以上の2型糖尿病患者では2.90，HbA1c 9.0％未満では1.56であることが示されている[6]．このことから，HbA1c値が高い糖尿病患者群，つまり血糖コントロールが悪い患者群では，歯周病がより重症になっていることがわかる．

　また，メインテナンス期における歯周炎の進行を調べた研究で，血糖コントロールが5年後の歯周病の進行と関連するか否かを調査したドイツの疫学研究報告がある．この研究によると，血糖コントロールが不良でありHbA1cが6.5％以上の1型および2型糖尿病患者は，HbA1cが6.5％以下の非糖尿病患者や血糖コントロール良好な1型および2型糖尿病患者と比較して，歯周炎がより進行し，歯の喪失の割合が高いことが示されている[7]．

　これらから，**血糖コントロールが悪い状態の糖尿病は歯周病の発症や進行に関与し，歯周病を悪化させる**と判断できる．歯周病への悪影響を及ぼす血糖コントロール値としては，HbA1cが6.5％〜7.0％あたりからリスクが高くなるようである．さらにHbA1cが9％を超えると歯周病悪化の十分なリスク因子になると推測されている．

2 歯周病患者では糖尿病の発症率や糖尿病合併症発症率が高い

　一方で，歯周病が糖尿病の発症やその管理に影響を及ぼすことを示す研究も多く存在する．本邦九州地方でのヒサヤマスタディによると，10年間で耐糖能（糖の処理能力）異常を発症した患者群は，発症しなかった群と比較して歯周病有病率が有意に高いことが示されている[8]．これは，**歯周病の有病者で糖尿病発症のリスクが高くなっている**ことを意味している．加えて，米国の調査では，歯周病患者の糖尿病有病率は，歯周病がない群と比較して約2倍高いことが示されている[9],[10]．歯周病が糖尿病の種々の合併症に与える影響では，重度歯周病を有する糖尿病患者群で，総脂肪量，腎症発症率，虚血性心疾患発症率が増加することが，前述のピマインディアンを対象とした疫学研究によってまとめられている．この報告によると，歯周病重症者の群では，虚血性心疾患あるいは糖尿病性腎症による死亡のリスクが，歯周病がないか中等度までの群の3.2倍であり，**重度の歯周病は糖尿病患者におけるこれら疾患死の予知ファクターとなりうる**[11],[12]．

3 重度歯周病はHbA1cを悪化させる

　実際のところ，全身性に影響があるような炎症を引き起こさせる重度の組織破壊を示す重度歯周病患者がどの程度いるのかは，現時点で明確になっていない．しかしながら，さまざまな調査から，日本人の2型糖尿病患者のおよそ20％が，全身性に炎症が惹起されるような深刻な歯周病を有しているのではないかと推測されている．近年，重度歯周病があるにもかかわらず歯周治療を受けないことで耐糖能が悪化し，糖尿病が進行する可能性が指摘された．このことを検証した，ドイツのポメラニア地区2,973名を対象とした大

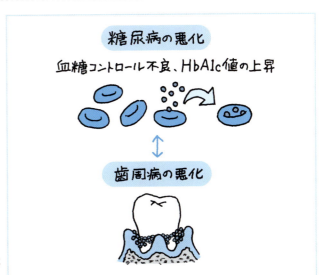

図2 重度歯周病と糖尿病の悪化には相関関係がある

規模な疫学研究がある．本調査は，アタッチメントロス5mm以上の割合で4群に群分けし，HbA1cの悪化を比較している．その結果，歯周病の重症度とHbA1cの悪化は有意な相関関係を示し，非糖尿病患者における重度歯周病は，健常者か軽度の者と比較して，HbA1cが5倍程度悪化しやすいことが報告されている[13]（図2）．つまり，**重度歯周病は糖尿病を悪化させる**ことが示唆された．

　では，どのようにして重度歯周病がHbA1cを悪化させ，糖尿病を悪化させるのであろうか．重度歯周病は，生体に軽微な慢性炎症を引き起こす原因となる．重度歯周炎患者では，生体の炎症マーカーの1つである**高感度CRP**が軽度に上昇しており，歯周病治療によってそれが低下することが示されている．糖尿病では高血糖状態のため，外部からの細菌やウイルスから体を守る防御システムである，免疫反応が活性化されている．このため，糖尿病患者の炎症マーカー値は健常者に比べて上昇しやすい．軽微な慢性炎症は，生体に**インスリン抵抗性**を惹起する．これは，血糖値を下げる働きをするほぼ唯一の体内ホルモンであるインスリンに対する感受性が低下し，インスリンの作用が十分に発揮できない状態である．つまり，重度歯周病による炎症を引き金として，インスリン抵抗性が引き起こされることによって耐糖能が悪化し，HbA1cが上昇する結果，糖尿病が悪化すると考えられる．米国の観察研究から，歯周病の重症度は，インスリン抵抗性の指標と相関すること，そしてこの傾向は炎症マーカー値が高い群でより顕著であることが示されたため，歯周病に起因する炎症反応がインスリン抵抗性を介して耐糖能を悪化させ，血糖コントロールが不良となり，糖尿病が悪化する可能性が唱えられている[14]．

4 重度歯周病の治療はHbA1cを改善させる

　重度歯周病の存在が，血糖コントロールを悪化させることで糖尿病を悪化させるのであれば，重度歯周病に対する治療介入を行うことで，血糖コントロールを改善させ，糖尿病

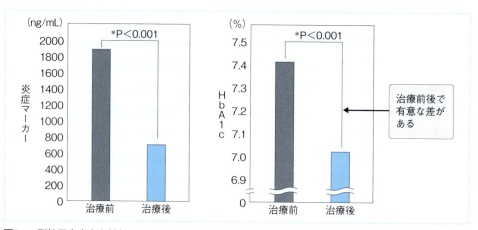

図3　2型糖尿病患者を対象とした歯周病治療前後の血中炎症マーカーとHbA1c値
(Munenaga, 2013[15]より一部改変)

を改善する方向へ影響を与えることが可能ではないだろうか．実際，**歯周病治療によって血糖コントロール値が改善する**ことが報告されてきており（**図3**），これらに関する既報のデータを総合的に解析した報告も発表され，歯周病治療が血糖コントロール改善に寄与することは間違いがないことが示されている．さらに，近年歯周病治療の効果を判定した興味深い臨床介入研究が報告されている．

5 ヒロシマスタディ

これら臨床介入研究の1つである本邦におけるヒロシマスタディでは，まず臨床介入研究開始時に歯周病に罹患している2型糖尿病患者を高感度CRP高値群（500 ng/mL以上）と低値群（500 ng/mL以下）にグループ分けを行い，さらに各々のグループを小さい群に分類している．この小さい群の1つは通法の非外科的歯周治療と局所抗菌療法を併用した歯周病治療を（グループA，C），もう1つの小さい群は非外科的歯周治療のみを行った（グループB，D）（**図4**）．さらに，歯科医師によるスクリーニングによって歯周病罹患が疑われたため，歯科受診を勧めたにもかかわらず歯科受診を拒否した，歯科未受診群をこちらも前述と同様に高感度CRP高値群（グループE），低値群（グループF）にグループ分類を実施した（**図4**）．その結果，単純に歯周治療前後の比較では臨床介入研究開始時に高感度CRP高値であるグループA，Bともに高感度CRP値やHbA1cが改善していたが，多群間で比較解析を行った結果，局所抗菌療法を併用した群のみにHbA1cの改善が確認された．注目すべきは，臨床的には重度の歯周病を有していても，全身に炎症反応の影響が及んでいないと考えられる高感度CRP低値群では，抗菌療法を併用してもしなくても，HbA1cに変化がないこと，そして歯科未受診群ではCRPもHbA1cも変化がみられないことが示されたことである．さらに，HbA1cの改善率に影響を与える可能性がある因子として，臨床研究開始時点の高感度CRPと抗菌薬併用歯周治療が，最も有意なものであった．これらのことから，治療開始時点において，CRP高値である歯周病患者に対して局所抗菌療法併用の歯周治療が血糖コントロールの改善に最も有効であるといえる．つ

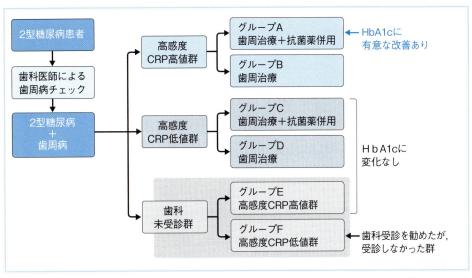

図4 ヒロシマスタディ概要　　　　　　　　　　　　　　　　　　　　　　（Munenaga, 2013[15]より一部改変）

まり，**糖尿病患者に対する歯周治療として，生体の炎症をできるだけ侵襲の少ない方法で，速やかに低下させることが肝要**であると考えられる．さらに，同じ臨床研究において，初診時の高感度CRP高値群での局所抗菌療法併用の歯周治療によるHbA1c値の改善効果が，約0.5%と示されている（**図4**）[15]．これまで報告されている数多くの国際的なデータと照らし合わせ鑑みると，歯周病治療によるHbA1c値の改善効果は最大1%前後であり，これは最大で糖尿病関連死のリスクを約21%，心不全を16%，心筋梗塞を14%，脳卒中を14%，微小血管障害を43%，末梢血管疾患による手足の切断を37%予防する効果に匹敵する（**図5**）[16]．1%と表記されると，とても微小な意味のない数値にとらえられやすいかも知れないが，これはかなり意味をもつデータであると考える．

6 DPTTスタディ

一方，上記のヒロシマスタディと同様に歯周病治療の効果を判定した臨床介入研究が報告されており，これは米国のDPTT（Diabetes and Periodontal therapy Trial）スタディとよばれる．興味深いことに，これら2つの介入研究の結果は異なる結果を示している．このDPTTスタディでは被験者を非外科的な歯周病治療を行う群と歯周病治療を行わない群にランダムに割り振り，HbA1cの推移を比較検討している．その結果，当然ではあるが，歯周病の臨床的な歯周組織検査などの診断結果は治療群で有意に改善があったが，HbA1cの改善はなかった[17]．

7 2つのスタディの結果が相違する理由として考えられること

ではなぜ，これら2つの臨床介入研究，ヒロシマスタディとDPTTスタディが示す結果は相違したのであろうか．その理由として，DPTTスタディでは歯周病の歯周組織検査結果などの数値のみを指標として治療効果を判定していることが考えられる．つまり，生体

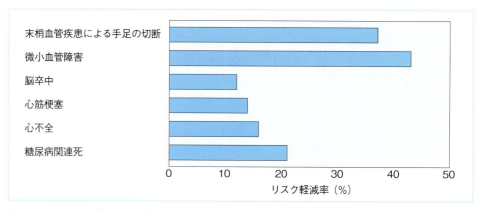

図5　HbA1c値1%低下による糖尿病合併症の軽減率　　　　　　　　　　　（Irene MS, 2000[16]より一部改変）

炎症マーカーを指標に設定していないため，臨床介入研究開始時点でいったいどの程度の歯周病由来の炎症反応があったのか，そして歯周病治療によって実際に低下したのかどうかについて判断する根拠がないという問題点がある．これに加え，決定的な違いが両スタディにみられる．それは，両母集団の体格指数（BMI）の違いである．

　このBMIは身長と体重から導き出される肥満度を示す指標の1つであり，体重（kg）を身長（m）で2度除することで得られる数値である．日本肥満学会によるとBMI 22を標準体重，BMI 25以上を肥満，BMI 18.5未満を低体重としている．そして，体脂肪は大きく皮下脂肪と内臓脂肪に分類される．後者の内臓脂肪は内臓の周囲に付着した脂肪を指し，これが大量に増加することで高血圧や高脂血症が引き起こされやすくなるといわれている．

　DPTTスタディでの治療群の平均BMIは34.7（kg/m^2）と極めて高値であるのに対して，ヒロシマスタディではおおむね23～25（kg/m^2）の範囲である．高度の肥満は，内臓脂肪組織で炎症が引き起こされ，肥満それのみでも高感度CRPの産生性は亢進する．米国での観察研究から，BMI 20代の患者を被験者とした場合，重度歯周病患者のCRP値は，非歯周病患者もしくは軽度歯周病患者と比較して約2倍の差がある．しかしながらこの差はBMIの上昇とともに小さくなり，BMIが35（kg/m^2）付近で，肥満そのものによる影響で，歯周病由来の炎症は完全に隠されてしまうことが明らかになっている[18]．日本人2型糖尿病患者を対象にした調査でも，BMIが27（kg/m^2）未満では歯周病菌に対抗する抗体の力（血清抗体価）と高感度CRPは正の相関を示すが，BMIが27以上になると相関関係がみられなくなる[19]．

　つまり，DPTTスタディでは被験者が高度の肥満者であるため，歯周病由来の炎症反応が肥満由来の炎症に隠されてしまい，歯周病治療による炎症の軽減の効果が得られず，HbA1cへの影響が観察されなかったと考察できる．このことに加えて，ベースラインでの被験者の血糖値が，すでにおおむね治療目標と考えられる値に近いために，歯周病治療効果が血糖値に反映されにくいなどのDPTTスタディの基礎的な問題点を指摘している論文も報告されている[20]．

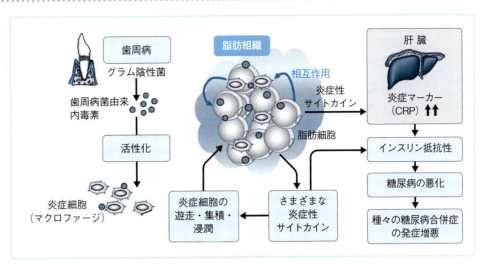

図6　重度の歯周病で全身性に炎症が増幅される想定機序

8 糖尿病患者において重度歯周病で全身性に炎症が惹起される想定機序

　歯周病は，単一の細菌に由来して発症する疾患ではなく，主としてグラム陰性嫌気性菌の混合感染で発症する口腔局所の感染症である．歯周病は，多くの場合自覚症状に乏しく，穏やかに進行するため，未治療のまま放置されやすい．糖尿病患者の場合，非糖尿病者に比べ歯周病がより重症化しやすい[21]．そして，重症化した歯周病によって炎症反応が全身性に惹起され，CRPなどの炎症マーカーが上昇する．CRPは一般に**炎症性サイトカイン**の一種による刺激で肝臓から産生される[22]．したがって，歯周病でCRPが上昇するには肝周囲での本炎症性サイトカインの存在が必要である．この供給源として考えられているのが**内臓脂肪**である．なぜならば，脂肪細胞は歯周病菌由来の内毒素の刺激によって炎症性サイトカインを多量に産生することが明らかとなっており[23]，内臓脂肪から産生された物質は肝臓に流入するためである．一方，この脂肪組織には多量の**マクロファージ**とよばれる炎症細胞が集積する．この集積してきた**マクロファージと脂肪細胞が相互に作用することで，炎症がさらに惹起される**と考えられている．つまり，これら細胞間の相互作用により脂肪組織からの生理活性物質の産生がさらに助長され，その多くがいわゆる炎症性サイトカインであることから脂肪組織における炎症が亢進するというものである[24],[25]．この脂肪細胞と，マクロファージに歯周病菌の感染を想定した低濃度の歯周病細菌由来の内毒素を作用させた場合，マクロファージの遊走に関与するサイトカインの産生性や他の炎症に関与するさまざまなサイトカインの産生性が，脂肪細胞の単独培養時や内毒素無刺激の場合に比べ，著しく増加することが見出されている[26],[27]（**図5**）．

　これらのことから，歯周病の感染により，炎症が惹起され歯周病菌内毒素の作用が増強されると同時に，全身性に増幅された炎症反応が慢性化する可能性が考えられる．つまり，歯周炎病巣局所の感染による炎症を大きくするうえで脂肪組織が重要な役割を果たす

ものと考えられる．実際，重度の歯周病患者で高感度CRP値などが上昇しやすいのは，脂肪組織がある程度成熟していると考えられる成人２型糖尿病患者である．前述の通り，明らかな肥満では，歯周炎症による影響が肥満そのものによる内臓脂肪組織の炎症によって隠されてしまう．しかしながら，日本人の２型糖尿病患者の多くは軽度の肥満であり，このような糖尿病患者で重度の歯周病を有している者については，より徹底した歯周病治療を行うことで，効果が得られる可能性が高いと考えられる．つまり，歯周病治療の結果，炎症マーカーや血糖コントロールが改善しやすいことが推測される．

　本項では，歯周病と糖尿病の関係，特に歯周病が重症化した場合，生体に軽微な炎症を惹起し，糖尿病そのものの病態に影響を及ぼす問題に関して概説した．前述のように，日本人の２型糖尿病患者は，歯周炎症による影響を比較的受けやすい民族であると考えられることから，糖尿病の管理の一環として歯周病の管理を厳格に行うことによる効果が得られやすい．歯周病などのグラム陰性菌による感染で炎症が惹起されると，歯周病菌内毒素によるシグナルが増強され，炎症が慢性化，さらに，歯周局所の微細炎症を全身性に増幅させるうえで脂肪組織が重要な役割を果たすというモデルを紹介した．今後，病態に影響を与えるものとして炎症反応が深くかかわると考えられる疾患については，微細慢性炎症を切り口として，ペリオドンタルメディスンにさらなる科学的根拠をもたせるようなメカニズムの究明が求められる．

文献

1) Loe H：Periodontal disease. The six complication of diabetes mellitus. Diabetes Care, 16(1)：329-334, 1993.
2) Khader YS et al.：Periodontal status of diabetis compared with nondiabetis：a meta-analysis. J Diabetes Complications., 20：59-68, 2006.
3) Nishimura F et al.：Nagative effects of chronic inflammatory periodontal disease on diabetes mellitus. J Int Acad Periodontol., 2(2)：49-55, 2000.
4) Nelson RG et al.：Periodontal disease and NIDDM in Pima Indians. Diabetes Care, 13(8)：836-840, 1990.
5) Taylor GW et al.：Non-insulin dependent diabetes mellitus and alveolar bone loss progression over 2 years. J Periodontol.；69：76-83, 1998.
6) Tsai C et al.：Glycemic control of type2 diabetes and severe periodontal disease in the US adult population. Community Dent Oral Epidemiol., 30：182-192, 2002.
7) Demmer RT et al.：The influence of type 1 and type2 diabetes on periodontal disease progression：prospective results from the Study of Health in Pomerania(SHIP). Diabetes care, 35(10)：2036-2042, 2012.
8) Saito T et al.：The severity if periodontal disease is associated with the development of glucose intolerance in non-diabetics：The Hisayama study. J Dent Pes., 83：485-490, 2004.
9) Soskolne WA, Klinger A：The relationship between periodontal diseases and diabetes：an overview. Ann Periodontol., 6：91-98, 2001.
10) Demmer RT et al.：Periodontal disease and incident type 2 diabetes：results from the First National Health and Nutrition Examination Survey and its epidemiologic follow-up study. Diabetes Care, 31(7)：1373-1379, 2008.
11) Saremi A et al.：Periodontal disease and mortality in type 2 diabetes. Diabetes Care 28(1)：27-32, 2005.
12) Shultis WA et al.：Effect of periodontitis on overt nephropathy and endstage renal disease in type 2 diabetes. Diabetes Care, 30(2)：306-311, 2007.
13) Demmer RT et al.：Periodontal status and A1c change. Logitudinal results from the Study of Health in Pomerania(SHIP). Diabetes Care, 33(5)：1037-1043, 2010.

14) Demmer RT et al. : Periodontal infection. Systemic inflammation, and insulin resistance : results from the continuous National Health and Nutrition Examination Survey (NHANES) 1994-2004. Diabetes Care, 35 (11) : 2235-2242, 2012.

15) Munenaga Y et al. : Improvement of glycated hemoglobin in Japanese subjects with 2 diabetes by resolution of periodontal inflammation using adjunct topical antibiotics : Results from the Hiroshima Study. Diabetes Res Clin Pract., 100 (1) : 53-60, 2013.

16) Irene MS et al. : Association of glycaemia with macrovascular and microvascular complications of type 2 diabetes (UKPDS 35) : prospective observational study. BMJ., 321 : 405-412, 2000.

17) Engebretson SP et al. : The effect of nonsurgical periodontal therapy on hemoglobin A1c levels in persons with type2 diabetes and chronic periodontitis : a randomized Clinical Traial. JAMA, 310 (23) : 2523-2532, 2013.

18) Slade GD et al. : Relationship between periodontal disease and c-reactive protein among adults in the Atherosclerosis Risk Communities study, Arch Intern Med., 163 (10) : 1172-1179, 2003.

19) Nishimura F et al. : Porphyromonas gingivalis infection is associated with Elevated C-Reactive Protein in nonobese diabetic subjects. Diabetes Care, 25 (10) : 1888, 2002.

20) Borgnnakke WS et al. : The randomized controlled trial (RCT) published by the Journal on the American Medical Association (JAMA) on the impact of periodontal therapy on glycated hemoglobin (HbA1c) has fundamental flaws. J Evid Based Dent Pract.,14 (3), 127-132, 2014.

21) Iwamoto Y et al. : The effect of anti-microbial periodontal treatment on circulating TNF-a and glycated hemoglobin level in patients with type 2 diabetes. J Periodontol., 72 : 774-778, 2001.

22) Gabey C, Kushner I. : Acute-phase proteins and other systemic responses to inflammation. N Engl J Med., 340 : 448-454, 1999.

23) Yamaguchi M et al. : Thiazolidinedione (Pioglitazone) blocks P.gingivalis and F.nucleatum, but not E.coli, Lipopolysaccharide (LPS) -induced interleukin-6 (IL-6) production in adipocytes. J Dent Res., 84 (3) : 240-244, 2005.

24) Xu H et al. : Chronic inflammation in fat plays a crucial role in the development of obesity-related insulin resistance. J Clin Invest., 112 : 1821-1830, 2003.

25) Weisberg SP et al. : Obesity is associated with macrophage accumulation in adipose tissue. J Clin Invest., 112 : 1796-1808, 2003.

26) Yamashita A et al. : Macrophage-adipocyte interaction. Marked IL-6 production by co-cultures stimulated with LPS. Obesity, 15 : 2549-2552, 2007.

27) Yamashita A et al. : DNA microarray analyses of genes expressed differentially in 3T3-L1 adipocytes co-cultured with murine macrophage cell line RAW 264.7 in the presence of the toll-like receptor 4 ligand bacterial endotoxin. Int J Obese., 32 : 1725-1729, 2008.

(山下明子・西村英紀)

総論

4 糖尿病患者における歯周治療の流れと歯科衛生士の役割

　我が国では，近年の自家用車やファーストフードなどの高脂肪食の普及による生活習慣の欧米化に伴って，糖尿病患者数は増加の一途を示し，糖尿病は国民病の1つとなった．本章では，今後もその患者数の増加を続けると予想される，糖尿病患者における歯周治療の流れとそれに関係する歯科衛生士に求められる役割を述べる．

1 メタボリックシンドロームと歯周病

　糖尿病と歯周病の関連を総論3で述べたが，歯周病と肥満も独立して関連があるといわれている．肥満は血糖の処理能力に異常をきたし，糖尿病を引き起こしやすくなる．代表的な歯周病菌はグラム陰性菌で周囲に内毒素を構成するリポ多糖（lipopolysaccharide，LPS）を有している．これまでに慢性的にLPSが血中に移行する環境では，肝臓や脂肪組織に脂肪沈着が起きやすいことが報告されている[1]．また，同じような環境下では生体での熱産生が抑制されること，つまり基礎代謝が低下しやすくなることも報告されている[2]．これらのことから，慢性炎症の存在下では，やせにくい体質になる可能性も示唆されている．

　適切な口腔衛生管理は，慢性炎症を軽減させ，肥満になりにくい状態になると考えられる．さらに，これは歯周病予防や，歯周治療介入によって炎症マーカーの低下，つまり生体の炎症を低下させることにつながる．感染と炎症のコントロールが可能となれば，インスリン抵抗性が高くなりにくく，また肥満を是正することに関しても優位に働くことが示唆されている報告があることから，**歯周病予防や歯周治療介入は，メタボリックシンドロームの発生と進展を防ぐことができる可能性がある**．このメタボリックシンドロームは，内臓の周囲に脂肪が溜まり，それに加えて高血糖・高血圧・高脂血・高コレステロールの症状のいくつかを複数併せもつ状態であり，適切な対処を怠り放置することで，糖尿病・動脈硬化・心筋梗塞などを起こしやすくなることが知られている．

　動脈硬化は，古くから脂質代謝が密接に関連した代謝疾患と考えられてきた．しかしながら，近年その進展に慢性炎症が関与すると考えられている．たとえば，明らかな健常者では，従来健常域とみなされてきたCRP値の範囲内であっても，軽微な慢性炎症を保有し比較的高値を示すものほど心筋梗塞発症リスクが高いこと，したがって高感度CRP値を測定することは心筋梗塞発症を予知するうえで有用なマーカーとなりうることが報告された（**図1**）[3]．本邦での検討から，高感度CRP値が1 mg/Lを超える高値被験者群では心筋梗塞やそれによる死亡リスクが，低値被験者群と比べて3倍程度上昇することが示された[4]．重度歯周炎の罹患によってもたらされる高感度CRPの上昇は，まさにこの範囲での上昇に匹敵する（**図2**）[5]．

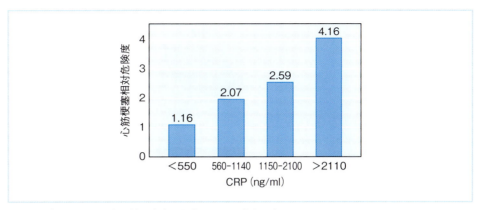

図1 高感度CRP値は虚血性心疾患の予兆マーカーとなりうる
(Ridker, 1997[3]より一部引用)

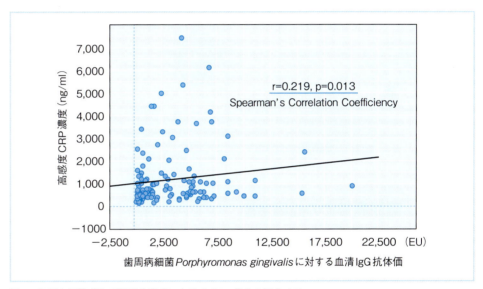

図2 歯周病細菌感染は糖尿病患者におけるCRP値を上昇させる
(Nishimura, 2002[5]より一部引用改変)

　さらに歯周病菌に対して高い血液中の抗体の力を示す患者群（高抗体価群）と健常者群（正常抗体価群）に群別し，2群間で頸動脈の肥厚度を比較した結果，狭窄のない血管壁における頸動脈の肥厚度の平均に有意な差はないものの，最大狭窄部位における狭窄の程度は，高抗体価群で2倍以上亢進していることがわかった[6]．このことから，**歯周病菌感染は動脈硬化など血管疾患のリスクを高める可能性がある**といえる．また，歯周病菌に対する抗体の力は微量アルブミン尿の程度と相関することをこれまでに報告しており，歯周病感染が腎症の進展に何らかの作用を及ぼしている可能性が考えられる．インスリン抵抗性，CRP値や頸動脈の肥厚度の上昇，あるいはアルブミン尿は，いずれも虚血性心疾患に対する危険因子として知られる．歯周病による軽微な炎症が，これら複数の危険因子を介して動脈硬化の進行促進因子として作用している可能性も否定できない（**図3**）．

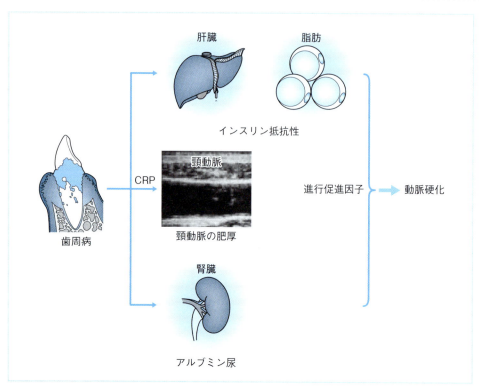

図3 歯周病が動脈硬化の危険因子となる可能性

2 糖尿病患者の歯周治療

　糖尿病患者では，高血糖により歯周病が重症化しやすく，全身に影響する強い炎症が惹起され，さらに血糖コントロールが悪化する．ヒロシマスタディ[7]（p.26参照）の結果などを鑑みると，生体に対する侵襲をできるだけ少なく，炎症をできるだけ速やかに軽減させるような歯周治療によって，血糖コントロールが改善する．それと同時に歯周病の状態も安定することが示されている．つまり，糖尿病における歯周治療では，局所，全身，いずれにおいても炎症を的確にコントロールすることが優先的に求められる．

　ドイツのポメラニア地方で実施された疫学研究によると，非糖尿病患者群，1型および2型糖尿病群では，血糖コントロールが悪い1型および2型糖尿病群（HbA1c＞7.0％）は，非糖尿病患者と比べて5年後のアタッチメントロスと歯の喪失リスクの増大に関連していたが，血糖コントロールが良好な1型および2型糖尿病群（HbA1c≦7.0％）ではそのような関連はなかった[8]．

　また，血糖コントロール良好な糖尿病患者に比べて，血糖コントロールが不良な患者では，サポーティブペリオドンタルセラピー（Supportive Periodontal Therapy：SPT）期に歯周病の進行と歯の喪失数の増加が観察されている．本研究では，HbA1c 6.5％を基準として血糖コントロールの良否を判断している[9]．

　このように，HbA1cが7％以内に維持されていれば，糖尿病患者における歯周病の進

行は非糖尿病者と変わらないため，この値を維持できているかが歯周治療計画立案上の1つの目安になる．また，患者への問診や内科主治医との連携によって，歯周病治療によるHbA1cの推移も注意深く観察する必要がある．

糖尿病患者における歯科治療の際に，問題にされやすいものの1つに菌血症がある．この菌血症は，血液中から細菌が検出される状態である．歯周基本治療で歯周組織の炎症を軽減することは，一過性の菌血症の発症を考慮してもデメリットよりもメリットが大きいと考えられるため，治療介入が推奨される．もちろん，菌血症による不必要な合併症を避けるためにも良好な血糖コントロールの維持は必要である．

また，炎症の強い患者では生体そのものに軽微な炎症反応が惹起され，血糖の処理能力に悪い影響を及ぼしている可能性があるため，そのようなケースでは抗菌療法の併用も選択肢の1つと考えられている．中等度から重度の歯周病では，歯周外科処置が必要となるケースも多いが，歯周外科処置前のHbA1c 7%未満の場合は，外科処置後の感染が有意に少ないことが報告されている．SPTや歯周外科治療に際してもHbA1cが7%以下に維持されていれば，特別な配慮は不要であるといわれている．

では，糖尿病患者の歯周外科処置を行う際には，手術部位感染予防を目的に，抗菌薬投与を常に適応するべきなのだろうか．このことを決定する際には，画一的に実施するのは避けるべきであり，抗菌薬適応の決定因子として，HbA1c 7%以下かどうかという患者の血糖コントロール状態，血管疾患の合併状態を総合して考える必要がある．血糖コントロール不良であり糖尿病性合併症が出現している場合，あるいは現時点での血糖コントロール状態はおおむね良好でも，タンパク尿などの糖尿病合併症がすでに発症している症例では，微小循環障害があり，手術後の創傷治癒不良が予想される．ゆえに，術直前および術中に抗菌薬の予防投与を徹底して行う必要がある．抗菌療法の強化は，十分に検討されたうえで行われるべきであり，術後感染予防を抗菌薬に頼りすぎた結果，耐性菌の出現を促す等の影響が懸念される過剰投与は避けなければならない．術後感染予防の側面から考えても，十分な歯周基本治療と血糖コントロールが必要である．

また，現段階では糖尿病患者に対する，歯周組織再生療法の長期的な予後に関する十分なエビデンスはないものの，血糖コントロールが不良な場合やコンプライアンスの低下が予想されるような患者に対する歯周組織再生療法は避けるべきとされている[10]．

さらに，肥満症を合併した糖尿病患者の場合，高血圧症を併発しているケースが多く，その場合降圧剤としてカルシウム拮抗剤を服用していることがある．このような患者で重度歯周病を併発したケースでは，歯肉の肥厚や高度な線維化で歯周炎が難治性になっていることがある．ブラッシング指導やスケーリング・ルートプレーニング（SRP）によって改善する症例も多いが，難治性の場合は降圧剤の変更の可能性について内科へ照会することも重要である．内科主治医と歯科主治医が緊密な連携を取るとともに，歯科衛生士も代表的な検査値などの内科データを正確に読めるようにしておくことが重要である．

Self-efficacyという心理学の領域での用語がある．これは，カナダ人の心理学者が提唱した自分にある目標を達成する能力があるという認知のことを指し，日本語では「自己

効力感」や「自己可能感」と訳される[11]. 一方で, 歯周基本治療の基礎となるものの1つにブラッシングがある. 糖尿病管理におけるブラッシング行動についての自己可能感の役割を評価した研究がいくつかあるので, その内容を紹介したい.

研究結果によると, より高い自己可能感をもっている患者は, 血糖コントロール状況を認識しており, より健康であると同時に肥満が少ない. また, 自己可能感とブラッシング習慣に加えてプラーク指数, HbA1cの値には, 強い相関関係があるという[12),13)]. さらに, 口腔を健康に保つために行動することと, 糖尿病のセルフマネージメントを決定づける共通の行動因子として, 自己可能感の認知が挙げられる[14),15)]. このことから, 2型糖尿病患者の健康を増進させるには, 糖尿病に関連する行動因子はもちろん, 口腔の健康に関する行動因子にも注目すべきだということが示された[12),13)].

患者のブラッシングの回数と心血管病変リスクの関連性をみている研究もある. ブラッシング回数が少ない, もしくはブラッシングを行わない群では, 心血管イベント*のリスクが増加し, 炎症マーカーの値も高かった. また, 患者申告のブラッシングやフロッシングなどの口腔清掃状況と心血管病変のリスクファクターおよび, 全身の炎症マーカーとの間に有意な相関性が存在した. このことから, 規則正しいブラッシング習慣は, 良好な血糖コントロールの維持や糖尿病の合併症を予防するうえで効果的であることや, 習慣的な口腔清掃は, 全身の健康管理に重要な役割を示すことが示唆された[16),17)]. 以上については, ブラッシングそのものによる効果というよりも, 患者教育などを通じて患者の意識に働きかけを行い, 患者それぞれの自己管理能力に効果を得たものと考える. 今後, 詳細なメカニズムや因果関係を明らかにする必要はあるものの, ブラッシングは患者の自己可能感を高め, 糖尿病の発症や悪化の予防に効果がある可能性があるようである[18)]. つまり, 糖尿病患者に対して, 歯周基本治療中に口腔清掃習慣を確立するような患者教育を行うことは, 良好な血糖コントロールの維持の一助となる可能性がある. これらのことから, 糖尿病などの発病進展を抑制するためにも歯周病予防, もしくは歯周病治療介入することは大きなメリットがあると考えられる. 以上のような内容を患者教育に盛り込み, わかりやすく説明を行い, 患者のモチベーションを高めて維持することは, 歯科医師のみならず歯科衛生士にも求められる. 実際に, 多くのケースで歯周基本治療, 特に患者教育やTBIなどの際に重要な働きを担うのは, 歯科衛生士である.

*心血管イベント：狭心症, 心筋梗塞, 虚血性脳卒中といった心臓や血管に起こる疾患

③ 診療報酬改定に関して

ヒロシマスタディ[7)]など多くの疫学研究の結果を踏まえ, 糖尿病を有する歯周病患者の治療において日本の保険診療報酬領域でも変化が生じている. たとえば, 2016年度から歯周疾患処置（計画的薬剤注入）の適応に, 糖尿病患者に関連する項目が加えられた. これは, 医科主治医からの診療情報提供（診療情報提供料の様式に準ずるもの）を得た糖尿病患者で, 歯周ポケットが4mm以上の歯周病を有する者に対して, 歯周基本治療と並行して計画的に1か月歯科用抗生物質製剤の注入を行ったときに算定可能である.

また, 2018年度から歯科疾患管理料総合医療管理加算が制定されている. これは別の

医療機関から歯科治療における総合的医療管理が必要な患者であるとして文書による診療情報の提供を受けたものに対し，必要な管理および療養用の指導などを行った場合に算定可能である．そして，医科主治医からの情報提供文書を診療録に添付するなどの要件を満たすことで，原則2か月に1度の算定と定められている機械的歯面清掃を，糖尿病患者については，月1回算定可となっている．

さらに，2024年度から歯周病安定期治療（SPT）に関して，「歯周病ハイリスク患者加算」が新設されており，歯周病が重症化するおそれのある患者に対してSPTを実施した場合に加算が可能である．糖尿病患者は，この歯周病ハイリスク患者に含まれ，通常3か月に一度の算定と定められているSPTが月1回算定可能であることが明確化された．本件に関しても，医科主治医からの情報提供文書の診療録添付が必要である．このように糖尿病を有する歯周病患者においては，糖尿病がない歯周病患者と比較して，より厳格な口腔管理が必要とされている．

④ 医療連携に関して

近年，保険診療報酬（歯科）においても糖尿病に対する項目が強化され，内科主治医との連携の重要性が強化されている．医科歯科連携をさらに推進するために，双方の情報共有の評価に重点が置かれる傾向にある．問診をしっかり行い，必要があれば，医科への照会を適宜行うことが求められる．2024年度から医科の保険診療報酬においても，生活習慣病管理料算定時には，糖尿病患者に対して歯科受診を推奨することが要件化されており，医療機関（医科）からの求めに応じて歯科からの診療情報の文書提供も必要である．今後，医科歯科連携をさらに充実させ，歯科においても口腔のみならず，全身状態を鑑みたうえ，患者それぞれに適した治療計画や治療を提供する必要がある．医科からの照会に対しても的確に対応する能力を養い，もって国民の健康に寄与しなければならない．

⑤ 糖尿病患者の歯周治療における歯科衛生士の役割

歯科科衛生士の活躍の範囲は，歯周基本治療における，患者教育，TBI，SRPの際，また，SRPや歯周外科後のメインテンナンスやSPTなど幅が広い．健常者ももちろんではあるが，糖尿病患者に対しても，画一的な内容でなく，個人によって教育内容や，応対を工夫する必要がある．歯周治療が糖尿病治療やメタボリックシンドロームなどのさまざまな問題改善に与える効果などをうまく説明し，患者教育の内容に取り入れることも，患者のモチベーションを高め，その維持につながるであろう．厚生労働省の報告によると，糖尿病患者あるいはそれが強く疑われる者はその数の約20％強が糖尿病治療を中断中，もしくは未受診である[19]．年々受診数に改善はあるものの，生命予後に直接かかわる糖尿病でこの状況であるので，同様に痛みを伴わない歯周病ではさらに受診を回避する傾向が強くなるものと想像される．歯科衛生士が果たす役割は大きい．

文献

1) Cani PD et al.：Metabolic endotoxemia initiates obesity and insulin resistance. Diabetes, 56 (7)：1761-72, 2007.
2) Sano T et al.：Protection from diet-induced obesity and insulin resistance in mice lacking CCL19-CCR7 signaling. Obesity (Silver Spring), 23 (7)：1460-71, 2015.
3) Ridker PM et al.：Inflammation, asprin, and risk of cardiovascular disease in apparently health men. N Eng J Med., 336 (14)：973-9, 1997.
4) Arima H et al.：High-sensitivity C-reactive protein and coronary heart disease in a general population of Japanese：the Hisayama study. Arterioscler Thromb Vasc Biol., 28 (7)：1385-91, 2008.
5) Nishimura F et al.：Porphyromonas gingivalis infection is associated with elevated C-reactive protein in nonobese Japanese type 2 diabetic subjects. Diabetes Care, 25 (10)：1888-1888, 2002.
6) Taniguchi A et al.：Porphyromonas gingivalis infection is associated with carotid atherosclerosis in non-obese Japanese type 2 diabetic patients. Metabolism, 52 (2)：142-5, 2003.
7) Munenaga Y et al.：Improvement of glycated hemoglobin in Japanese subjects with 2 diabetes by resolution of periodontal inflammation using adjunct topical antibiotics：Results from the Hiroshima Study. Diabetes Res Clin Pract., 100 (1)：53-60, 2013.
8) Demmer RT et al.：The influence of type1 and type2 diabetes on periodontal disease progression：prospective results from the Study of Health in Pomerania (SHIP). Diabetes Care, 35 (10)：2036-42, 2012.
9) Costa FO et al.：Progression of periodontitis and tooth loss associated with glycemic control in individuals undergoing periodontal maintenance therapy：a 5-year follow-up study. J Periodontol., 84, 595-605, 2013.
10) 日本歯周病学会：糖尿病患者に対する歯周治療ガイドライン改定第3版，2023.
11) 成田健一　他：特性的自己効力感尺度の検討―生涯発達的利用の可能性を探る―，教育心理学研究，43 (3)，306-314，1995.
12) Cinar AB et al.：Self-efficacy perspective on oral health behavior and diabetes management. Oral Health Prev Dent., 10, 379-87, 2012.
13) Syrjälä AM et al.：Dental self-efficacy as a determinant to oral health behavior, oral hygiene and HbA1c level among diabetic patients. J Clin Periodontol., 26 (9), 616-21, 1999.
14) Kneckt MC et al.：Self-efficacy as a common variable in oral health behavior and diabetes adherence. Eur J Oral Sci., 107 (2)：89-96, 1999.
15) Syrjälä AM et al.：Relation of different measures of psychological characteristics to oral health habits, diabetes adherence and related clinical variables among diabetic patients. Eur J Oral Sci., 112 (2)：109-14, 2004.
16) de Oliveira C et al., Toothbrushing, inflammation, and risk of cardiovascular disease：results from Scottish Health Survey. BMJ., 340：c2451, 2010.
17) Frisbee SJ et al.：Association between dental hygiene, cardiovascular disease risk factors and systemic inflammation in rural adults. J Dent Hyg., 84 (4)：177-84, 2010.
18) Eberhard J et al.：Experimental gingivitis induces systemic inflammatory markers in young healthy individuals：a single-subject interventional study. PLoS One, 8 (2)：e55265, 2013.
19) 厚生労働省，令和元年国民健康・栄養調査，2020.

（山下明子・西村英紀）

総論

5 健康の疫学

　我が国は高齢化率29.1％（令和5年10月1日現在）の超高齢社会であり[1]，健康上の問題で日常生活に制限のないいわゆる健康寿命は，令和元年時点で男性72.68年，女性75.38年である[2]．この値は2010年（平成22年）と比べると，男性は2.26年，女性は1.76年延びており，同期間における平均寿命の延びを上回っている[2]．しかし，生活習慣病（悪性腫瘍，心疾患，脳血管疾患，糖尿病，高血圧性疾患）の割合は高く，死亡数割合の約5割を占め，一般診療医療費の約3割を占める10兆円を費やし，そのうち糖尿病は1.2兆円を費やしている[3]．健康寿命の延伸は個人のQOLの維持だけでなく，社会経済や社会保障資源の維持のためにも重要な課題である．

1 「糖尿病」の疫学

*糖尿病が強く疑われる者：ヘモグロビンA1c（NGSP）6.5％以上または「糖尿病治療の有無」に「有」と回答した者．

**糖尿病の可能性を否定できない者：ヘモグロビンA1c（NGSP）6.0％以上6.5％未満の者．

　国民健康・栄養調査において糖尿病に関する状況は毎回調査され，「糖尿病が強く疑われる者*」の割合やその年次推移が報告される．2016（平成28）年の調査結果[4]では，「糖尿病が強く疑われる者」のは約1,000万人，「糖尿病の可能性を否定できない者**」も約1,000万人と推計され（図1），割合にすると「糖尿病が強く疑われる者」は12.1％（男性16.3％，女性9.3％）であった．この割合は，直近の令和元年の調査結果[5]では男性19.7％，女性10.8％であり，この10年間は男女とも有意な増減はみられない（図2）．また，年齢階級別にみると年齢が高い層でその割合が高いと報告された．

　糖尿病に関する状況は，2013年度から2022年度まで施行された「健康日本21（第二

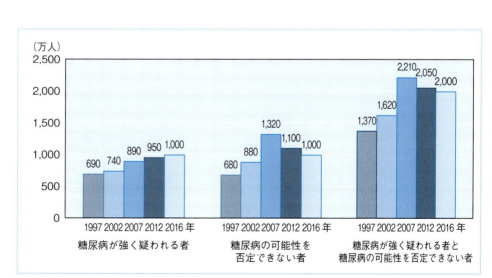

図1　糖尿病が強く疑われる者と可能性を否定できない者の年次推移
（厚生労働省，平成28年国民健康栄養調査報告[4]より）

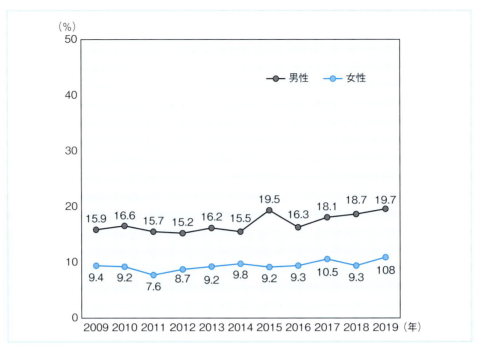

図2 「糖尿病が強く疑われる者」の割合の年次推移(20歳以上)(2009年〔平成21年〕〜2019年〔令和元年〕)
(厚生労働省，令和元年国民健康栄養調査結果[5]より)

表1 健康日本21(第二次)における「糖尿病」の最終評価

目標項目	評価
①合併症(糖尿病腎症による年間新規透析導入患者数)の減少	C
②治療継続者の割合の増加	C
③血糖コントロール指標におけるコントロール不良者の割合の減少 (HbA1cがJDS値8.0%(NGSP値8.4%)以上の者の割合の減少)	A
④糖尿病有病者の増加の抑制	E※(参考 B*)
⑤メタボリックシンドロームの該当者及び予備群の減少(再掲)	D
⑥特定健康診査・特定保健指導の実施率の向上(再掲)	B*
特定健康診査実施率	(B*)
特定保健指導実施率	(B*)

A：目標値に達した
B：現時点で目標値に達していないが，改善している　B*：Bの中で目標年度までに目標達成が危ぶまれるもの
C：変わらない　D：悪化している
E：評価困難　E※：新型コロナウイルス感染症の影響でデータソースとなる調査が中止となった項目
(厚生労働省，健康日本21(第二次)最終評価報告書概要[6,7])

次)」の最終評価結果に報告されている[6,7](**表1**)．糖尿病の目標項目は**表1**に示す通りである．このうち目標値に達したのは③，目標値に達していないが改善傾向にあるのは⑥，①と②は変わらず，⑤は悪化した．なお，④は新型コロナウイルス感染症の影響でデータ

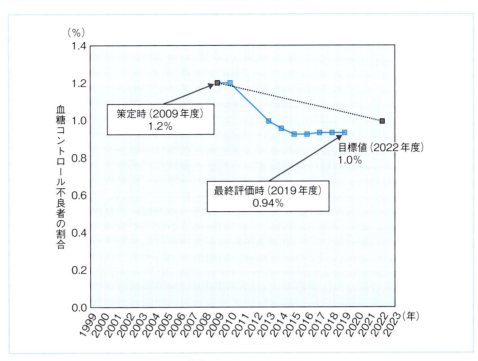

図3 血糖コントロール不良者の割合の推移

(厚生労働省．健康日本21（第二次）最終評価報告書[7]より)

ソースの調査が中止となり評価できなかった．

　血糖コントロール不良者の割合は，ベースラインである2009年（平成21年）の1.2%と比較して2019年（令和元年）は0.94%へ改善し，目標値1.0%も下回った[7]（**図3**）．コントロール不良者の割合は女性よりも男性が高く，特に50〜64歳男性では1.5%を超えていた[7]（**図4**）．血糖コントロール不良者に対しては歯周病の状態を確認し，歯周治療にて改善を図り，血糖コントロールがしやすい状態に改善することが重要である．

　メタボリックシンドロームの該当者及び予備群の人数について2008年度（平成20年度）と比べて25%減少が目標値であったが，2008年度（平成20年度）の約1,400万人から2019年度（令和元年度）1,516万人に増加し，悪化していた．特に，男性ではどの年齢区分でも増加し，60〜69歳の男性は増加率が5%を超え，高い数値を示した．メタボリックシンドロームは，2型糖尿病の危険因子が個人に集積した状態と考えられており，増加するメタボリックシンドローム該当者に対しては早期に糖尿病発症予防の保健指導を行う必要がある．

　「健康日本21（第二次）」に引続き，2024年（令和6年）4月1日からは「健康日本21（第三次）」が適用されている[8]．**表2**に糖尿病についての目標値を示す．歯科衛生士の専門的知識と技術を携えて糖尿病発症予防指導を行うことで，国民の健康に寄与し，施策等の目標達成に貢献できると考える．

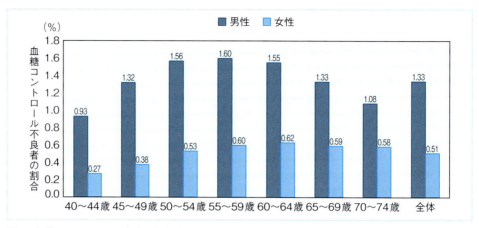

図4 血糖コントロール不良者の割合（性・年齢階級別） 平成29（2017）年度
（厚生労働省，健康日本21（第二次）最終評価報告書[7]より）

表2 健康日本21（第三次）における「糖尿病」についての目標[8]

目　標	指　標	目標値
①糖尿病の合併症（糖尿病腎症）の減少	糖尿病腎症の年間新規透析導入患者数	12,000人（2032年度〈令和14年度〉）
②治療継続者の増加	治療継続者の割合	75%（2032年度〈令和14年度〉）
③血糖コントロール不良者の減少	HbA1c 8.0%以上の者の割合	1.0%（2032年度〈令和14年度〉）
④糖尿病有病者の増加の抑制	糖尿病有病者数（糖尿病が強く疑われる者）の推計値	1,350万人（2032年度〈令和14年度〉）
⑤メタボリックシンドロームの該当者及び予備群の減少（再掲）	メタボリックシンドロームの該当者及び予備群の人数（年齢調整値）	第4期医療費適正化計画に合わせて設定
⑥特定健康診査の実施率の向上（再掲）	特定健康診査の実施率	第4期医療費適正化計画に合わせて設定
⑦特定保健指導の実施率の向上（再掲）	特定保健指導の実施率	第4期医療費適正化計画に合わせて設定

2 歯と口腔の健康の疫学

　「健康日本21（第二次）」の「歯・口腔の健康」の目標項目と最終評価結果を表3に示す[6,9]．新型コロナウイルス感染症の影響でデータソースの調査が中止となり，5項目中3項目：②歯の喪失防止，③歯周病を有する者の割合の減少，⑤過去1年間に歯科検診を受診した者の割合の増加，は残念ながら評価困難であった．

　2024年度（令和6年度）から2035年度（令和17年度）まで推進される「健康日本21（第三次）」における，「歯・口腔の健康」の目標を表4に示す．第三次では目標を3項目に絞り，さらに「①歯周病を有する者の減少」については指標を「40歳以上における歯周炎を有する者の割合」の1つに絞っている．「③歯科検診受診者の増加」については，過去1

表3　健康日本21（第二次）における「歯・口腔の健康」の最終評価[6]

目標項目	評　価
①口腔機能の維持・向上（60歳代における咀嚼良好者の割合の増加）	C
②歯の喪失防止	E（参考B）
ア　80歳で20歯以上の自分の歯を有する者の割合の増加	E※（参考B）
イ　60歳で24歯以上の自分の歯を有する者の割合の増加	E※（参考B）
ウ　40歳で喪失歯のない者の割合	E※（参考C）
③歯周病を有する者の割合の減少	E
ア　20歳代における歯肉に炎症所見を有する者の割合の減少	A
イ　40歳代における進行した歯周炎を有する者の割合の減少	E※
ウ　60歳代における進行した歯周炎を有する者の割合の減少	E※
④乳幼児・学齢期のう蝕のない者の増加	B
ア　3歳児でう蝕がない者の割合が80％以上である都道府県の増加	B
イ　12歳児の一人平均う歯数が1.0歯未満である都道府県の増加	B
⑤過去1年間に歯科検診を受診した者の割合の増加	E※

A：目標値に達した　B：現時点で目標値に達していないが，改善している　B*：Bの中で目標年度までに目標達成が危ぶまれるもの　C：変わらない　D：悪化している　E：評価困難　E※：新型コロナウイルス関連床の影響でデータソースとなる調査が中止となった項目

表4　健康日本21（第三次）における「歯・口腔の健康」の目標

目　標	指　標	目標値
①歯周病を有する者の減少	40歳以上における歯周炎を有する者の割合	40％（2032年度〈令和14年度〉）
②よく噛んで食べることができる者の増加	50歳以上における咀嚼良好者の割合（年齢調整値）	80％（2032年度〈令和14年度〉）
③歯科検診の受診者の増加	過去1年間に歯科検診を受診した者の割合	95％（2032年度〈令和14年度〉）

年間の受診者の割合を「95％（2032年度／令和14年度）」と高い目標値を設定している．③の値について，2009年（平成21年）は34.1％，2012年は47.8％，2016年は52.9％であり[10]（図5），令和4歯科疾患実態調査の結果では全体58.0％（男性52.1％，女性63.1％）[11]と年々増加している．しかし，30～50歳未満の男性において歯科検診受診者の割合は低い傾向にあり，今後の課題である（図6）．歯科検診受診者が多ければ，個々の歯・口腔の問題を早期発見できるだけでなく，未治療糖尿病患者の発見にもつながり，医科歯科連携を図ることができる．

　直近の歯科疾患実態調査は，新型コロナウイルス感染症の影響で1年延期されて令和4年に実施された．その調査結果[11]によれば，8020達成者（80歳で20本以上の歯を有する者）の割合は51.6％と推計され（図7），前回の2016年（平成28年）調査結果の51.2％とほぼ同じ値であった．1989年（平成元年）から展開された健康増進施策の

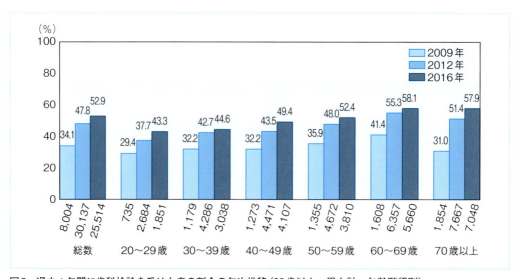

図5 過去1年間に歯科検診を受けた者の割合の年次推移（20歳以上，男女計・年齢階級別）
(厚生労働省，平成28年歯科疾患実態調査結果の概要[10]より)

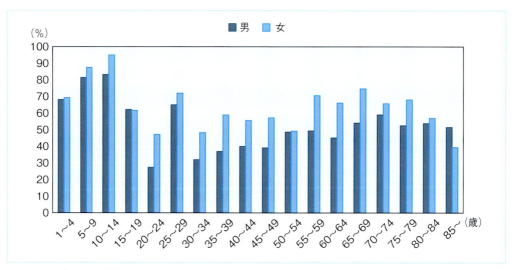

図6 過去1年間に歯科検診を受けた人の割合
(厚生労働省，令和4年歯科疾患実態調査結果の概要[11]より)

「8020運動」の成果と考えられるが，値は安定期に達したのかもしれない．

　歯肉の状況は，4mm以上の歯周ポケットを有する者の割合は総数の47.9％であり，79歳までは高齢になるにつれ増加している[11]（**図8**）．前回の2016年（平成28年）調査結果に比べると，35〜74歳の各年齢階級においては減少している[11]．しかし，75歳以上の年齢階級では増加しており，年次推移をみても徐々に増加している（**図9**）．高齢者の現在歯数は増加しても，その歯周組織は健康でない例が多いと推測できる．健康な歯周組織をもつ歯の数を増やすことが，今後の課題である．

　糖尿病に関しても，歯・口腔の健康に関しても，検診受診率が低い男性中年層へどのようにアプローチして保健指導を拡大するかが大きな課題である．そして，保健指導の際に

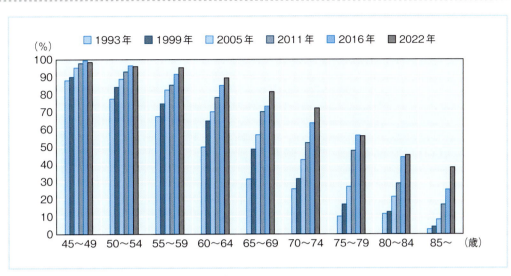

図7　20本以上の歯を有する者の割合の年次推移

(厚生労働省，令和4年歯科疾患実態調査結果の概要[11]より)

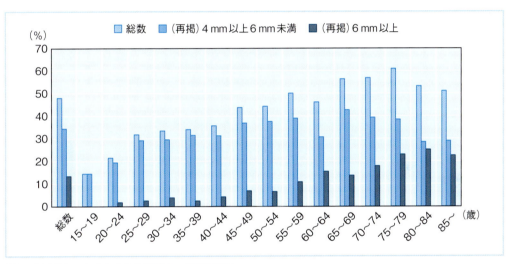

図8　歯周ポケットを有する者の割合，年齢階級別

(厚生労働省，令和4年歯科疾患実態調査結果の概要[11]より)

疫学情報や数値データを活用して説明・指導することで効果は高まるため，健康関連の最新データは常に把握しておきたい．

文献

1) 内閣府：令和5年版高齢社会白書　第1章 高齢化の状況（第1節 1）
https://www8.cao.go.jp/kourei/whitepaper/w-2023 /html/zenbun/s1_1_1.html　2024/6/3アクセス
2) 内閣府：令和5年版高齢社会白書　第1章 高齢化の状況（第2節 2）
https://www8.cao.go.jp/kourei/whitepaper/w-2023/html/zenbun/s1_2_2.html　2024/6/3アクセス
3) 厚生労働省：我が国の健康・栄養政策の動向について，厚生労働省健康局健康化栄養指導室
https://www.mhlw.go.jp/content/10904750/001128375.pdf　2024/6/3アクセス

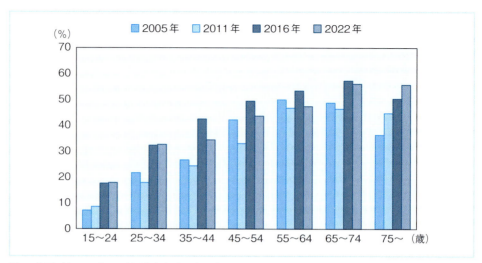

図9 歯周ポケット(4mm以上)を有する者の割合の年次推移,年齢階級別
(厚生労働省,令和4年歯科疾患実態調査結果の概要[11]より)

4) 厚生労働省:平成28年国民健康・栄養調査報告
 https://www.mhlw.go.jp/content/001066497.pdf　2024/6/3アクセス
5) 厚生労働省:令和元年国民健康・栄養調査結果の概要
 https://www.mhlw.go.jp/content/10900000/000687163.pdf　2024/6/3アクセス
6) 厚生労働省:「健康日本21(第二次)」の最終評価報告書 概要
 https://www.mhlw.go.jp/content/000999450.pdf　2024/6/3アクセス
7) 厚生労働省:「健康日本21(第二次)」の最終評価報告書 第3章(Ⅰ〜Ⅱ4)
 https://www.mhlw.go.jp/content/000998860.pdf　2024/6/3アクセス
8) 厚生労働省:「健康日本21(第三次)」国民の健康の増進の総合的な推進を図るための基本的な方針
 https://www.mhlw.go.jp/content/001102474.pdf　2024/6/3アクセス
9) 厚生労働省:「健康日本21(第二次)」の最終評価報告書 第3章(Ⅱ5〜Ⅳ)
 https://www.mhlw.go.jp/content/10904750/001077213.pdf　2024/6/3アクセス
10) 厚生労働省:平成28年歯科疾患実態調査結果の概要
 https://www.mhlw.go.jp/toukei/list/dl/62-28-02.pdf　2024/6/3アクセス
11) 厚生労働省:令和4年歯科疾患実態調査結果の概要
 https://www.mhlw.go.jp/content/10804000/001112405.pdf　2024/6/3アクセス

(松山美和)

各論

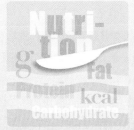
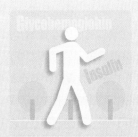
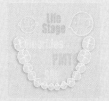

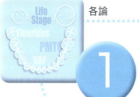

1 歯科衛生士による保健指導

歯科衛生士法には，歯科衛生士の三大業務として歯科・口腔疾患の予防処置，歯科診療補助および歯科保健指導が明記されている．就業歯科衛生士数は約14.5万人（2022年末時点）であり，そのうちの90.1％が診療所勤務であるため，診療補助や予防処置の業務の機会が圧倒的に多いと考えられる．しかし，歯科口腔保健法の制定や健康日本21（第二次）および（第三次）等の施行・推進により，歯科衛生士による保健指導の重要性と必要性は高まり，実践の機会も増している．

1―歯科衛生士に関連が深い法律と健康増進施策

「歯科口腔保健の推進に関する法律（通称，歯科口腔保健法）」は2011年（平成23年）8月に公布・施行された[1]．**図1**にその概要を示す．国民が健康で質の高い生活を営めるように口腔の健康の保持を推進することを目的とし（第一条），基本理念には歯科疾患の早期発見・早期治療の促進，乳幼児期から高齢期までのそれぞれの時期における歯科口腔保健の推進，関連施策の有機的な連携が掲げられている（第二条）．施策の1つに歯科口腔保健に関する知識等の普及啓発等が挙げられ（第七条），歯科医師，歯科衛生士，歯科技工士その他にはそれを行う責務があると明示されている（第四条）．

歯科口腔保健法が有機的連携をとる関連施策の1つに，「21世紀世紀における国民健康づくり運動（健康日本21）」がある．これは健康増進法の規定に基づいて制定され，2000年度からから2012年度まで推進された．続く2013年度から2022年度までは「21世紀における第二次国民健康づくり（健康日本21（第二次））」が施行され，国民の健康の増進の推進に関する基本的な方向5つが示された（**表1**）．特に「5．栄養・食生活，身体活動・運動，休養，飲酒，喫煙及び歯・口腔の健康に関する生活習慣及び社会環境の改善」は他の4項目（1～4）を実現するための国民の健康増進を形成する基本要素として，生活習慣病を発症する危険度の高い集団や，青壮年期の世代への生活習慣の改善に向けた働きかけを重点的に行うことが示された．この健康日本21（第二次）の最終評価報告書（令和4年10月）は厚生労働省のホームページに公表されており[2]，一次予防に関連する指標が悪化している，一部の性・年齢階級について悪化している指標が存在する等が，課題として挙げられている．

さらに，2024年（令和6年）4月1日から「21世紀における第三次国民健康づくり運動（健康日本21（第三次））」が適用され，2035年度（令和17年度）までの12年間推進される[3]．**図2**にその概念図を示す．「全ての国民が健やかで心豊かに生活できる持続可能

歯科口腔保健の推進に関する法律の概要

○ 口腔の健康は，国民が健康で質の高い生活を営む上で基礎的かつ重要な役割
○ 国民の日常生活における歯科疾患の予防に向けた取組が口腔の健康の保持に極めて有効

国民保健の向上に寄与するため，歯科疾患の予防等による口腔の健康の保持
（以下「歯科口腔保健」）の推進に関する施策を総合的に推進

基本理念

① 国民が，生涯にわたって日常生活において歯科疾患の予防に向けた取組を行うとともに，歯科疾患を早期に発見し，早期に治療を受けることを促進
② 乳幼児期から高齢期までのそれぞれの時期における口腔とその機能の状態及び歯科疾患の特性に応じて，適切かつ効果的に歯科口腔保健を推進
③ 保健，医療，社会福祉，教育その他の関連施策の有機的な連携を図りつつ，その関係者の協力を得て，総合的に歯科口腔保健を推進

責務

① 国及び地方公共団体，② 歯科医師，歯科衛生士等，
③ 国民の健康の保持増進のために必要な事業を行う者，④ 国民について，責務を規定

歯科口腔保健の推進に関する施策

① 歯科口腔保健に関する知識等の普及啓発等
② 定期的に歯科検診を受けること等の推奨等
③ 障害者が定期的に歯科検診を受けること等のための施策等
④ 歯科疾患の予防のための措置等
⑤ 口腔の保健に関する調査及び研究の推進等

実施体制

基本的事項の策定等

国：施策の総合的な実施のための方針，目標，計画その他の基本的事項を策定・公表
都道府県：基本的事項の策定の努力義務

口腔保健支援センター

都道府県，保健所設置市及び特別区が設置〔任意設置〕
＊センターは，歯科医療等業務に従事する者等に対する情報の提供，研修の実施等の支援を実施

＊国及び地方公共団体は，必要な財政上の措置等を講ずるよう努める．

図1　歯科口腔保健法の概要

（厚生労働省，歯科口腔保健の推進に関する法律の概要[1] より）

表1　健康日本21（第二次）における国民の健康の増進の推進に関する基本的な方向[2]

1. 健康寿命の延伸と健康格差の縮小
2. 生活習慣病の発症予防と重症化予防の徹底（NCD：非感染性疾患；がん，循環器疾患，糖尿病及びCOPD（慢性閉塞性肺疾患の予防）
3. 社会生活を営むために必要な機能の維持及び向上
4. 健康を支え，守るための社会環境の整備
5. 栄養・食生活，身体活動・運動，休養，飲酒，喫煙及び歯・口腔の健康に関する生活習慣及び社会環境の改善

な社会の実現」をビジョンに，各人の健康課題が多様化する中，「誰一人取り残さない健康づくり（Inclusion）」と，「より実効性をもつ取組の推進（Implementation）」を目指す．基本的な4つの方向は，1．健康寿命の延伸と健康格差の縮小，2．個人の行動と健康状態の改善，3．社会環境の質の向上，4．ライフコースアプローチを踏まえた健康づくり，である（**表2**）．「2．個人の行動と健康状態の改善」に関する目標のうち，「歯・口腔の健康」は，歯周病予防，よく噛んで食べることができる者の増加及び歯科検診の受診者の増

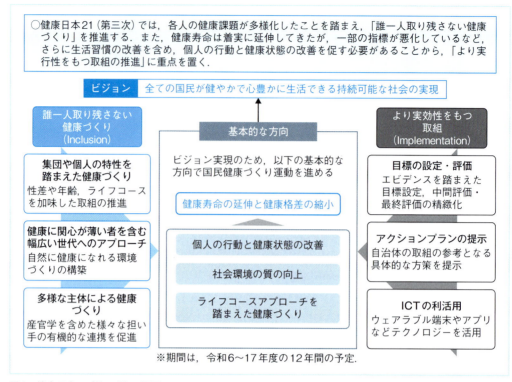

図2 健康日本21（第三次）の概要

(厚生労働省，「健康日本第3次」[3]より改変)

表2 健康日本21（第三次）における国民の健康の増進の推進に関する基本的な方向
1. 健康寿命の延伸と健康格差の縮小
2. 個人の行動と健康状態の改善
3. 社会環境の質の向上
4. ライフコースアプローチを踏まえた健康づくり

加が目標として設定された（p.43 総論5 **表4**参照）．同じく，生活習慣病（NCDs）の発症予防・重症化予防のための「糖尿病」の目標は，有病者の増加の抑制，血糖値の適正な管理，治療中断者の減少及び合併症の減少である（p.42 総論5 **表2**参照）．また，特定健康診査の実施率と特定保健指導の実施率についても目標値が設定される．「特定健康診査および特定保健指導」の制度は，40～74歳の被保険者と被扶養者を対象として，糖尿病など生活習慣病に対する保健事業として2008年度（平成20年度）に導入され，「高齢者医療確保法」に基づき，医療保険者に健診と保健指導が義務づけられた．

歯科衛生士による糖尿病予防指導には，関連する法律や健康増進施策を理解し，国民の健康増進の推進すべき方向や目標を把握したうえで展開していくことが期待される．

2—ヘルスプロモーションと保健指導

1 健康と疾病予防

「健康」とは心身だけでなく社会的にも良好な状態を指すものであり，世界保健機構（World Health Organization：WHO）憲章に「健康とは，病気でないとか，弱っていないということではなく，肉体的にも，精神的にも，そして社会的にも，すべてが満たされた状態にあること[4]（Health is a state of complete physical, mental and social well-being and not merely the absence of disease or infirmity.）」と定義される．

疾病の予防は**表3**の通り3つのレベル（一次予防，二次予防，三次予防）と5つの予防手段（①健康増進，②特異的予防，③早期発見・即時処置，④機能喪失阻止，⑤リハビリテーション）として示され，①と②が一次予防，③と④が二次予防，⑤が三次予防である．

歯科衛生士の三大業務のうち，歯科予防処置は一次予防にあたる．歯科衛生士による糖尿病予防指導は，一次予防の特異的予防である．

2 ヘルスプロモーション（health promotion：健康増進）

WHOが1986年にまとめたオタワ憲章の中で，「ヘルスプロモーションは，人びとが自らの健康をさらによくコントロールし，改善できるようにするプロセス（Health promotion is the process of enabling people to increase control over, and to improve, their health.）」と定義され，さらに「健康とは日々の暮らしの資源の1つであり，生きるための目的ではない」とし，この憲章では健康を目的ではなく手段ととらえ，健康の前提条件に，平和，住居，教育，食料，収入，安定した生態系，持続可能な生存資源，社会正義と公平を示している．さらに，5つの活動方針として①保健政策の制定，②支援環境の整備，③地域活動の強化，④個人スキルの開発，⑤医療の再設定，を提唱している（**表4**）．これを模式化すると**図3**になる．わが国ではこの概念を基盤として，「8020運動」や前述の「健康日本21」，「健康日本21（第二次）」などの健康増進施策が展開されてきた．健康づくりの分野においても科学的根拠に基づいた施策の立案と評価が重要事項である．

表3 疾病予防の3つのレベルと5つの予防手段

レベル	予防手段
一次予防	① 健康増進
	② 特異的予防
二次予防	③ 早期発見・即時処置
	④ 機能喪失阻止
三次予防	⑤ リハビリテーション

表4 オタワ憲章（1986年）：WHOによる健康づくりについての憲章

3つの基本戦略	推奨する	健康の利点を明らかにすることで，健康的な環境の創造を推進する
	可能にする	健康のための機会や資源を確保することで，健康面での潜在能力を引き出せるようにする
	調停する	健康の追求において利害関係の対立する立場を仲立ちし，健康づくりにむけた妥協点を模索する
5つの活動方針	（政策）保健政策の制定	健康づくり政策は，法律制定，財政措置，課税，組織の改変からなる多様で相補的なアプローチを一本化します．健康づくり政策のために，非保健部門が保健政策を採択する際の障害を確認し，またその障害を取り除く方法を開発しましょう．
	（環境）支援環境の整備	健康づくり戦略の視点から，自然で魅力的な環境の保護と天然資源の保全に取り組みましょう．勤労，余暇，生活環境は，人々の健康の源です．
	（地域）地域活動の強化	地域の発展は，人的物質的資源を通じて自立と社会的支援を充実させ，住民参加を推進し，保健課題にとりくむ柔軟な制度の整備につなげましょう．これには，資金的支援と保健情報への，徹底的かつ連続的なアクセスが必要です．
	（個人スキル）情報スキルと教育スキルを介した個人スキルの開発	人々が（生涯を通じて）そのすべてのステージの準備をできるようにし，また，慢性疾患や外傷への心配を緩和することが，重要です．これを学校，家庭，勤労，地域の現場において促進しましょう．
	（医療）疾病の予防と健康づくりのための医療の再設定	保健部門は，臨床的治療的業務を果たす責任から離れ，健康づくりへ向かいましょう．医療の再設定には，医師の教育と訓練を転換し，ヘルスリサーチに注目することが必要です．

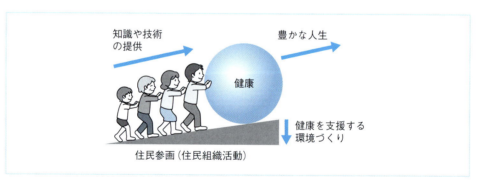

図3 ヘルスプロモーションの概念図

3 保健指導と行動変容

保健指導の目的は，対象者の健康と生活の質の維持・向上に向けて，生涯にわたるセルフケア能力を高めることである．そのため，対象者の主体性や自立的取り組みが重要であり，保健指導によってそれを支援することが本質である．2008年から実施されている特定健診・特定保健指導における保健指導では，「対象者が生涯にわたって，自らの健康づくりに向けて必要なセルフケア能力を高められるように（目的）」「対象者の主体的かつ自立的な行動変容を支援していくこと（目標）」が求められる．

保健指導の展開過程には，①ラポール・信頼関係の形成，②アセスメント（情報収集判断），③生活習慣改善の動機づけ，④生活習慣改善のための目標設定，⑤生活習慣改善のための継続支援，⑥保健指導の評価，の6つの段階がある．対象者と保健指導実施者の「信頼関係」は保健指導の中核をなし，成功の基本的要件には，①対象者をよく理解すること，②対象者に信頼されること，③良好なコミュニケーション，の3つが挙げられる．

信頼関係形成のうえで，対象者の準備段階や理解力，意欲などの情報を収集し，また健康に対する認識を把握し，対象者の気づきを促して「モチベーション」を高め，具体的な目標設定を行う．そして，日常生活の中で適切な「行動変容」を引き起こすことが大切である．そのため，保健指導実施者は研修などにより保健指導の知識と技術を習得して実力を向上させ，指導に臨むことが肝要である．

くり返すが，保健指導の目標は保健指導対象者の主体的・自立的な行動変容の支援である．行動変容を促すためには保健指導技術の習得が必要であり，そのために役立つ「行動変容の理論」を以下に紹介する．

1）Green LWのプリシード・プロシードモデル（ミドリモデル）（図4）

これは健康教育の政策立案モデルとして活用される．社会診断から結果評価までの第9段階のうち，第4段階の教育・組織診断における準備因子，強化因子，実現因子の3つが保健行動に影響を及ぼす因子とされている．

2）Rosenstockの健康信念モデル（health belief model：HBM）（図5）

保健行動を最終目的として考えられたモデル．健康行動の促進因子として，健康について「このままではまずい」という危機感と，健康行動のプラス面とマイナス面を秤にかけたとき，プラス面のほうが自分にとって価値が大きいと感じること，この2つが挙げられる．

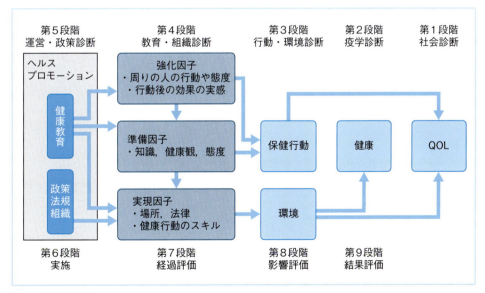

図4 ミドリモデル

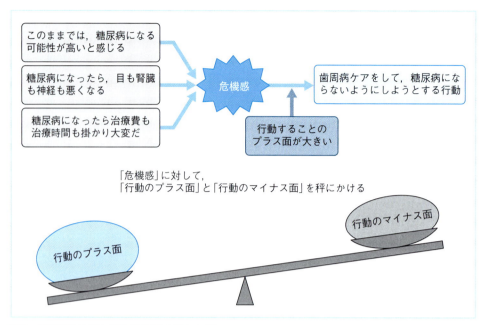

図5 健康信念モデル（糖尿病予防を例として）

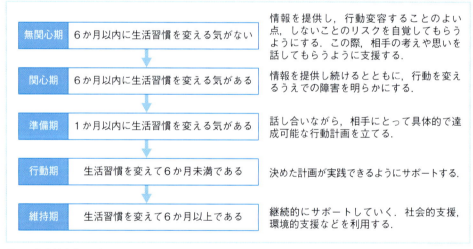

図6 段階的変化モデル

3）Banduraの社会的認知理論（自己効力感：self-efficacy）

行動は「期待」と「動機」によって決定され，自己効力感が行動変容や対処行動の維持の決定因子とした．

4）段階的変化モデル（図6）

無関心期（前熟考期），関心期（熟考期），準備期，行動期，維持期の5つのステージを通り，変化するという理論である．対象者がどのステージなのか判断し，それに適した保健指導のアプローチを行うことが有効である．

チェアサイドの勘所❶ **標準的な健診・保健指導プログラム：**

　厚生労働省健康局が平成19年4月に提示した「標準的な健診・保健指導プログラム（確定版）[5]」には，標準的な保健指導として，①糖尿病等の生活習慣病の予備軍に対する保健指導，②対象者ごとの保健指導プログラムが示されている．①は対象者の生活を基盤とし，対象者が自らの生活習慣における課題に気づき，健康的な行動変容の方向性を自らが導き出せるように支援すること，対象者に必要な行動変容に関する情報を提示し，自己決定できるように支援することであり，そのことによって，対象者が健康的な生活を維持できるよう支援すること，と明記されている．②の保健指導プログラムは，保健指導の必要性ごとに「情報提供」「動機づけ支援」「積極的支援」の3つに区分され（**表5**），各プログラムの目標を明確化したうえで，サービスを提供する必要がある．

表5　対象者ごとの保健指導プログラム

情報提供	自らの身体的状況を認識するとともに，健康な生活習慣の重要性に対する理解と関心を深め，生活習慣を見直すきっかけとなるよう，健診結果の提供に合わせて，基本的な情報を提供することをいう．
動機づけ支援	対象者が自らの健康状態を自覚し，生活習慣の改善のための自主的な取り組みを継続的に行うことができるようになることを目的とし，医師，保健師または管理栄養士の面接・指導の下に行動計画を策定し，生活習慣の改善のための取り組みに係る動機づけ支援を行うとともに，計画の策定を指導した者が，計画の実施評価を行う保健指導をいう．
積極的支援	対象者が自らの健康状態を自覚し，生活習慣の改善のための自主的な取り組みを継続的に行うことができるようになることを目的とし，医師，保健師又は管理栄養士の面接・指導のもとに行動計画を策定し，生活習慣の改善のための，対象者による主体的な取組に資する適切な働きかけを相当な期間継続して行うとともに，計画の策定を指導した者が，計画の進捗状況評価と計画の実績評価（計画策定の日から6か月以上経過後に行う評価をいう）を行う．

文献

1) 厚生労働省：歯科口腔保健の推進に関する法律の概要．
　http://www.mhlw.go.jp/seisakunitsuite/bunya/kenkou_iryou/kenkou/shikakoukuuhoken/dl/05.pdf　2024/6/3アクセス
2) 厚生労働省：「健康日本21（第二次）」の最終評価報告書　概要．
　https://www.mhlw.go.jp/content/000999450.pdf　2024/6/3アクセス
3) 厚生労働省：「健康日本21（第三次）」国民の健康の増進の総合的な推進を図るための基本的な方針．
　https://www.mhlw.go.jp/content/001102474.pdf　2024/6/3アクセス
4) 日本WHO協会：世界保健機関憲章前文（日本WHO協会仮訳）．
　https://japan-who.or.jp/about/who-what/charter/　2024/6/3アクセス
5) 厚生労働省：標準的な健診・保健指導プログラム（確定版）．
　http://www.mhlw.go.jp/bunya/kenkou/seikatsu/pdf/02.pdf　2024/6/3アクセス

（松山美和）

各論

2 糖尿病予防の保健指導と管理

　医療の現場において，保健指導という言葉は頻繁に使用されているが，保健指導を行うことができると法律に明記されている職種はそれほど多くない．歯科医師法，歯科衛生士法など，それぞれの職種の業務の範囲と責任が関係する法律で規定されているが，そのうち「保健指導」が仕事であると法に明記されているのは，歯科医師，医師，保健師のほか，妊婦と褥婦及び新生児に対する保健指導を行う助産師と，歯科の保健指導を行う歯科衛生士である．

　保健指導という言葉に含まれる「指導」という語の響きから，衛生や保健の知識不足を補うために専門的な知識を付与するイメージが強いが，テレビラジオはもとより，インターネットやSNS (social networking service) を通じ，はかり知れない量の健康情報が行きかっている現代において，抽象的，一般的な知識を付与する必要性は低下している．しかし，保健指導とは単なる健康情報の提供ではなく，対象者の理解や気づきに対する支援である．

1―保健師による保健指導

　保健指導とよく似た語に，食事療法や運動療法などがある．「～療法」とは，治療の方法であり，食事療法や運動療法は，食事や運動を治療の一手段として活用する方法で，医師の指示のもと，強制力を伴う．したがって，医療者が提示した方法を確実に遵守してもらえるよう，その方法をわかりやすく説明することに特徴がある．一方，保健指導は，強制力を伴わない．保健指導という概念は広いが，たとえば，生活習慣病の予防で求められる保健指導は，「対象者自身が健診結果を理解して体の変化に気づき，自らの生活習慣を振り返り，生活習慣を改善するための行動目標を設定するとともに，自らが実践できるよう支援すること（厚生労働省：標準的な健診・保健指導プログラム）」[1]というものであり，医療的介入というよりもむしろ，医学を背景とした教育的介入といえる．学んだことを行動に移すかどうかを決めるのは対象者自身である点で，「～療法」とは大きく異なる．

　生活行動を起こす必要性を理解していたり，現状を改善したいとすでに思っていたりする場合は，自ら必要な情報にアクセスしていることが多い．知識は本人が欲しいと思えば比較的容易に手に入る時代，最も重要なのは，「何とかしたい」と考え出すための情報や知識と，それを提供される保健指導の場面なのである．保健指導を通じたやり取りによって，本人の理解が深まり，問題意識が高まると考えられる．

　歯科保健領域の施策の構築や事業の運営を担う職種に関する調査結果[4]では，政令市を

除き，全国の市町村の72%，県型保健所では39.9%が，歯科保健に関する業務を保健師が担っている状況にある．これらの部門は，歯科保健施策だけでなく，生活習慣病対策など，他の健康づくり施策の実施や評価を行っていることが多い．これら担当の保健師との情報交換や，各種事業における役割分担などの協議，連携を積極的に行うことを通じ，各自治体における歯科保健行政の向上，ひいては健康日本21（第3次）の目標達成に迫ることができるものと考えられる．

保健師は，子どもから高齢者まで，すべてのライフステージ，すべての疾病段階を対象に，保健指導を行う専門職である．その活動は，病院や施設などで，医師や看護師，歯科医師や歯科衛生士が行う診療やその補助，各種ケアなどのような，個々の健康状態の改善を主としたものとは異なり，むしろ，地域や組織などの集団全体の健康実態の改善を目標にした集団を対象としているところに特徴がある．

一般的に，個別ケースの健康状態の改善よりむしろ，自治体の住民や自組織，施設内の集団の健康指標の改善を目指した課題抽出，解決のための関係者との調整，施策化・改善のしくみづくり，評価などの業務が主である．

生活習慣病対策において，歯科保健領域からのアプローチが注目される中，生活習慣病予防に効果的な取り組み事例が早期に生まれることが望まれる．

2―ライフステージごとの保健指導

1 乳幼児期・就学期

市町村での乳幼児健診では，乳児期前期，後期から幼児期へ向かう経過において，身長・体重を通じた発育と，発語や動作など神経学的発達などを確認するとともに，家庭での保育内容に関する相談を行う．こうした乳幼児健診と乳幼児歯科健診を併設して実施しているところでは，子どもの発育と生活習慣，歯の状況を併せて確認しながら，子どもの日々の生活状況の振り返りを行っている．子どもの発育や発達の道筋を保護者が知り，それぞれの時期に応じた，かつ，発育や発達を促す保育や，食事内容，生活リズムを実現することができるよう，保健師，管理栄養士，歯科衛生士など，関係職種が連携しながら保護者と相談を行う．

乳幼児発育曲線において，身長の伸び以上に体重増加が認められるケースでは，食事やおやつの量やタイミングが問題になることが多いが，う蝕予防の観点からも，どのような食品や食事リズムが望ましいかに関する指導が必要になる．幼児期にすでにう蝕に罹患している子どももあり，乳幼児をもつ保護者を対象にした学習機会を提供することが求められる．こうした機会は，子どもの生活習慣の形成において重要であり，将来の糖尿病の予防の観点からも極めて重要である．また，子どもだけでなく，働き盛り世代にあたる子どもの保護者の生活習慣改善のきっかけになることが期待されるという側面からも重要な保健指導の場といえる．

さらに，子どもの歯磨きに関する保護者からの相談も多く，重要な生活習慣病予防の機

会として，今後ますます，乳幼児歯科保健領域のニーズが高まると考えられる.

❷ 壮年期

歯周疾患と糖尿病発症に関するエビデンスが蓄積されてきており，生活習慣病の予防の観点からも歯科保健領域からのアプローチが求められている. 40～74歳を対象にした特定健診・保健指導では，2018年度から新たに，標準的な質問項目に歯科保健領域に関係する質問が加わった. 具体的には，「朝昼夕の3食以外に間食や甘い飲み物を摂取していますか」「食事をかんで食べるときの状態はどれにあてはまりますか（選択肢：① 何でもかんで食べることができる，② 歯や歯ぐき，かみあわせなど気になる部分があり，かみにくいことがある，③ ほとんどかめない)」の2項目である. これにより，歯周病のスクリーニングやその背景となる食習慣，また，欠損歯に対する介入のきっかけが増え，早期に歯科受診の勧奨につなぐことができるようになった.

特定保健指導の対象となる，メタボリックシンドロームに該当する人の中には，砂糖や炭水化物など，繊維質以外の糖質と油を多く含んだ食品を摂取しているケースや，間食や砂糖入り清涼飲料を習慣にしているものも多く，こうした生活習慣が歯周病にもつながりやすい. また，そうした食品は十分に噛まずに摂取できるため，さらに内臓脂肪蓄積を増長させる. メタボリックシンドロームに併存する病態として重要なものの1つが，内臓脂肪蓄積によって生じるインスリン抵抗性であるが，こうした食生活はさらにインスリンを必要とするため，高インスリン血症を招き，さらなる代謝障害の誘因となる. こうした食生活を選択している背景に，歯の欠損や歯周病を原因としたトラブルが関係していることもあるため，食習慣改善に向けた指導として，歯科保健からのアプローチも重要になると考えられる.

こうしたことから，今後，特定保健指導において，食習慣だけでなく，口腔の状況についても尋ね，必要な歯科受診や口腔保健指導とより積極的な連携を行いながら，生活習慣改善に向けたアプローチを継続させていくことが重要である. そうした連携を可能にするため，指導場面で活用できる，紹介可能な歯科クリニックやブラッシング指導などを受けられる指導日を記載したパンフレットの作成，提供などの準備が必要である. 自治体ごとの健診システムに合った連携体制を，歯科保健サイドからも提案することが望ましい.

❸ 高齢期

フレイルの進行予防の観点から，各都道府県後期高齢者医療保険制度では，後期高齢者を対象に，市町村と連携して歯科健診を実施している. 実施方法は各市町村によって異なるが，日本歯科医師会と老年歯科医学会の共同により作成された問診票例や検査項目として，う蝕，義歯の状況等，視診による口腔衛生状況，歯周組織の状況，咀嚼能力評価，舌機能評価，嚥下機能評価が示されている. これら口腔機能のチェックを通じて，フレイルのスクリーニングが可能になるが，課題は健診の事後指導である. 咀嚼能力や舌機能の低下に対し，どのような介入を継続して行うのか，それによって改善がみられたかどうか，

評価が重要である．

　なかでも，糖尿病合併症発症例では，神経障害と関連して，口腔機能低下が疑われるケースが含まれており，改善の評価が難しい．また，そうしたケースでは，義歯の不具合を感じにくい可能性もあることから，咀嚼が不十分となることで，消化吸収能力が低下し，さらにフレイルを進行させる可能性も否定できない．

　こうしたことを早期に防ぐため，まずは高齢者にかかりつけ歯科をもってもらい，定期的に口腔内のチェックをしてもらうことが重要である．後期高齢者は一般的にかかりつけ歯科をもっていないことが多く，後期高齢者歯科健診では，そうしたきっかけづくりにすることが最も重要であることから，自治体と郡市歯科医師会などが連携し，体制づくりが必要になる．痛みがなくとも，定期的に口腔機能をチェックしてもらうことの重要性について，自治体を通じて広く啓発することも重要であるため，保健師をはじめとする自治体担当部署と歯科保健領域では，そうした情報提供を可能にする連携が必要である．

3 ― 糖尿病重症化予防の保健指導

1 まずは血糖値の確認から

　糖尿病は，合併症の発症によってQOLが低下する．健康日本21の目標でもある健康寿命の延伸を図るためには，合併症の発症に至らないことが何より重要になる．糖尿病患者を対象にした強化療法の効果を調べる研究（Kumamoto Study）によると，従来治療群（HbA1c9.8％（NGSP））と比べて，強化治療群（HbA1c7.5％（NGSP）では，神経障害を評価する神経伝達速度と振動覚閾値の悪化の有意な抑制，および網膜症の発症・進展の抑制が報告[2]されており，血糖コントロール不良が，糖尿病合併症の発症や進展に寄与する要因の1つであることが明らかである．また，糖尿病罹病期間の長さも合併症発症を促進することも報告されている[3]．

　つまり，自らが糖尿病であるかどうかを早く知ること，そして，高血糖であることがわかれば，できる限り早期から，生活改善と薬物治療で血糖コントロールを行うことが，糖尿病の重症化を予防するうえで極めて重要なのである．しかしながら，糖尿病は，合併症が発症する前の段階では目立った症状がないことも特徴の1つであり，自覚症状に頼って血糖状態を推測したり，糖尿病を見つけたりすることは難しい．

　そこで重要になるのが健診である．2008年から新たに，特定健診・特定保健指導制度が導入され，妊娠中を除いて，40歳から74歳までのすべての人が健診の対象になった．特定健診は，国民健康保険や組合健康保険などの医療保険者が健診の実施主体になっていることから，診療報酬明細書（レセプト）情報を活用できる．そのため，治療の有無の状況と併せて，健診受診の有無や健診の結果データを管理できる．もし，健診の結果から，血糖コントロールが良くないことが把握されると，併せて治療状況を調べ，未治療であれば，受療を積極的に勧めることが可能になった．

　糖尿病の重症化を予防するためには，少なくとも，自らの血糖値やHbA1c値を知ると

ころから始まるため，歯科診療の場面でも，年に1回，健診受診しているかどうか，確認することも重要な糖尿病重症化予防の指導である．

② 未受療ハイリスク者への保健指導

HbA1cが7％を超えている状態で数年放置することにより，糖尿病の最小血管障害を発症する可能性が高まる．健診で，このような状態にあっても未治療なハイリスク者を対象にした，重症化予防の保健指導を行うことが推奨されている．しかしながら，「病院に行ってください」と伝えるくらいでは，なかなか受療に結びつかない．その理由は，このまま放置することの問題性について，「実感が伴っていない」からである．高血糖であっても痛くも痒くもない．ほとんどの場合，かなり重症な状態でなければ目立った自覚症状がない．つまり，いまのところ，生活上の不都合がないのに，病院に行くことによって新たに，時間制約や経済的負担，薬を飲み続けるわずらわしさなどが発生する．そのために，受療を拒否するケースが多い．

このような場合に，説得をしたり，叱責をしたりなど，感情に訴える働きかけをしてもあまり効果がない．それどころか，もし治療につながっても，頼まれて病院に行ったのだという意識がどこかにあるため，主体者意識が醸成されておらず，治療脱落しやすい．

我々は，2014年から3年にわたって重症化予防の保健指導の効果検証のための研究（Japan Trial in high-risk individuals to accelerate their referral to physicians : A nurse-led, community-based program for the Prevention of lifestyle-related disease J-HARP研究）を行った．これは，アウトカムを医療機関受療率とし，保健指導後に，自らの健康維持にとって必要な行動を起こした割合を受療率で見ようとした研究である．全国で人口10万人以上の43の自治体をクラスターとして，介入自治体と対照自治体をランダムに割り付け，介入自治体は，我々が作成した「受療行動促進モデル」による，保健指導を実施し，対照自治体は，一般的な保健指導を実施した（**図1**）．

その結果，健診後の医療機関累積受療率は，介入自治体は対照自治体に比べて，12か月で13.6％（介入自治体58.1％（95％ CI 57.0％-59.3％）vs 対照自治体44.5％（95％ CI 43.2％ -45.8％）），と，その差は大きく，また，累積医療機関受療率の多変量調整ハザード比（95％信頼区間）は，1.46（1.20〜1.67）で，対照自治体に比べて，介入自治体の受療率は41％の増加となった[4]（**図2**）．

このような結果につながった受療行動促進モデルによる保健指導には，いくつかのポイントがある．1つ目は，指導内容のうち，健診結果から推測される自らの状態を，メカニズムの理解と併せてイメージを膨らませることに重点を置いたことである．具体的な方法（この場合は，「病院を受診する」）を提示し，そのための方法をあれこれ相談するのが，従来型の一般的な保健指導であった．そのような相談の前に，なぜいま，受療を考えないといけないのか，どのような状態にあるのかについて，本人が納得できるよう説明する過程を重視したことである．2つ目は，それを実現するために使用した資料の内容である．一般的によく使用されているものは，病態を抽象化されていたり，具体的な方法だけが記

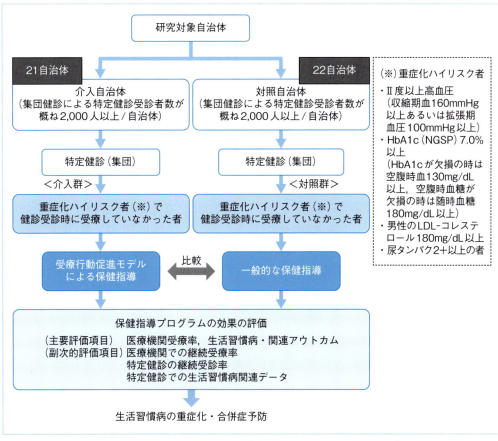

図1　生活習慣病重症化予防のための戦略研究　研究デザイン（Iso H, Noguchi M, et al., 2023[5] より）

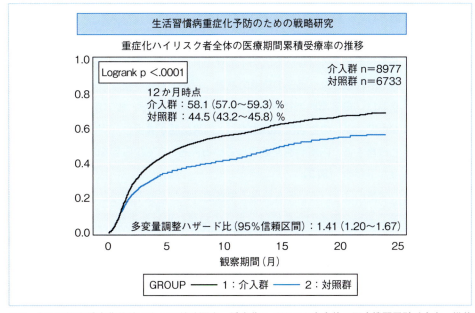

図2　生活習慣病重症化予防のための戦略研究　重症化ハイリスク者全体の医療機関累計受療率の推移
（Iso H, Noguchi M, et al., 2023[5] より）

載されていたりするものをよく見かけるが，今回使用したものはメカニズムの理解が深まるようにするための内容であった．「糖尿病になると合併症が出ます」ではなく，「血液中に糖が増えると，血管内皮細胞に対し，どのようなダメージが起こるのか」を説明するのをサポートする資料である．読んだだけではわからない，保健指導場面だからこそ生きる資料が特徴である．

3つめは，対象者自身の健診結果データを総合的に説明することを重視した．例えば，血糖値を1つだけ取って，「この値は糖尿病といえるものです，放っておいたら合併症になりますから，病院に行ってください」というのではなく，「今回の結果で尿タンパクが陽性になっていたことと，血糖値が高いことは，どのように関係しているか，さらに，血圧が加わってきていると，今後，どこの血管がどのように傷む可能性があるか，など，一般論ではなく，対象者の身体で起こっていることをエビデンスに基づいて説明していく方法をとった．このことで，ハイリスクである現状を自らの問題として，深く受け止めてくれることにつながったと思われる．

重症化予防の保健指導の対象者は，病院に行きたくない，あるいは，いまの生活を変えたくない，通院費用が経済的に心配など，簡単には解決できない理由がある人も多い．一般論での指示でなく，客観的な事実をきちんと理解してもらえるよう伝えることが必要であり，そのためには，保健指導実施者の力量が要求される．

4 ─ 糖尿病発症予防の保健指導

糖尿病とは，インスリン作用不足による持続的な高血糖状態をいうが，作用不足を起こす原因として，インスリン抵抗性とインスリン分泌不全がある．インスリン分泌不全は，遺伝的素因や加齢，その他の要因と関係している．一方，インスリン抵抗性を惹起する状態として一般的なものがメタボリックシンドロームである．

メタボリックシンドロームは，運動不足と過栄養による内臓脂肪の蓄積の結果，内臓脂肪の細胞から分泌されるアディポサイトカインによって，高血圧や高血糖，脂質異常が生じ，それらリスク因子の集積の結果，将来，心筋梗塞などを引き起こす病態である．内臓脂肪は，皮下脂肪に比べて蓄積しやすいが，また，皮下脂肪よりも減少しやすい．したがって，少しの生活習慣の改善で，内臓脂肪が減少し，同時に，集積していたリスク因子も改善する．内臓脂肪を蓄積している人も，3％から5％の体重減少で糖尿病発症の危険度が下がる[6]（**図3**）．

減量には，いろいろな食品の栄養価計算などは不要であるため簡便であるが，継続が課題である．継続のためには，自らの目標と現状を把握するための見える化が重要になるが，中でも，体重記録[6]と万歩計は効果的である．記録したものを毎日自分で確認することで，生活の振り返りになり，翌日の行動目標の立案につながる．

メタボリックシンドロームの改善においても，内臓脂肪蓄積がどのように動脈硬化を促進するのか，メカニズムを伝えて，減量の目標を明確にすることも忘れてはならない．

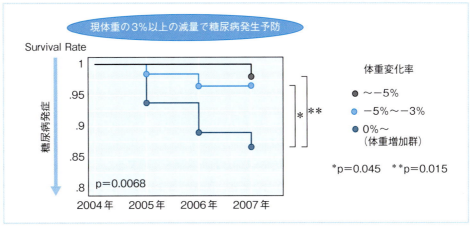

図3 内臓脂肪蓄積を有するHbA1c5.6〜6.4%の男性の体重減少率と糖尿病発症

(Iwahashi, H., Noguchi, M.et al., 2015[6] より)

5―おわりに

　保健指導は指示したり，知識を一方的に伝えたりすることではない．対象者が成人であれば，たとえ，医療従事者であったとしても，自らの生活に他人から評価や介入されることは不快となることもある．一方，対象者が話す生活の困りごとに単に受容したり，共感したりするだけでは，時間ばかりを要し，対象者の気持ちは，改善目標の決定に向かわない．

　生活習慣病の保健指導の主役は対象者本人である．保健指導では，いかに対象者自身が自らの身体を振り返り，将来の姿からいまを考え，いかに改善しようとするかをサポートする一連の取り組みであるということを，保健指導を提供する我々がそのことをしっかり理解することが，糖尿病に限らず，すべての保健指導で重要である．

文献

1) 厚生労働省健康局：標準的な健診・保健指導プログラム（平成30年度版）
2) Y.Ohkubo et al.：Intensive insulin therapy prevents the progression of diabetic microvascular complications in Japanese patients with non-insulin-dependent diabetes mellitus：a randomized prospective 6-year study. Diabetes Research and Clinical Praciiee, 28：103-117, 1995.
3) Partanen J et al.：Natural history of peripheral neuropathy in patients with non-insulin-dependent diabetes mellitus. N Engl J Med, 1995 Jul 13；333(2)：89-94.
4) 安藤雄一ほか：行政の歯科保健担当者の職種と担当状況―全国実態調査結果から―．口腔衛生会誌，64：415-419, 2014.
5) Iso H, Noguchi M, Yokoyama T, Yoshida T, Saito I, Shintani A, Sairenchi T, Nishizawa H, Imano H, Kitamura A, Shimomura I.：Effect of a Community-Based Program to Accelerate Referral to Physicians for Individuals at High-Risk of Lifestyle-Related Diseases：A Cluster Randomized Trial. J Atheroscler Thromb. 1；30(10)：1389-1406, 2013.
6) Iwahashi H, Noguchi M et al.：Extent of weight reduction necessary for minimization of diabetes risk in Japanese men with visceral fat accumulation and glycated hemoglobin of 5.6-6.4. J Diabetes Investig, 6(5)：553-9, 2015.
7) 吉松 博信：肥満症の行動療法．日内会誌，100：917-927, 2011.

（野口　緑）

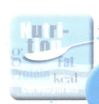

各論

3 糖尿病予防の栄養指導と管理

　糖尿病治療の基本は，食事療法，運動療法，薬物療法であることはよく知られている．なかでも，食事療法は治療の基本である．食事療法の基本的な考え方は，適切なエネルギーの範囲内でバランスのとれた食事を摂取することである．この食事は，糖尿病患者にとっては「治療」となるが，肥満やメタボリックシンドローム，境界型糖尿病などを背景にもつ人にとっては，効果的な糖尿病の「予防」となる．

　食事療法において必須である食習慣の改善は，生活と密着しているため困難なことが多く，継続できないケースも多い．また「治療」であれば，患者は食事療法の必要性を理解できるが，「予防」となると差し迫った健康問題がないととらえがちで，食事療法の必要性を感じにくく，動機づけが難しい．

　今回，糖尿病の食事療法に準じながら，糖尿病予防のための栄養指導と食事の管理について考えたい．

1 ― 食事療法の目的

　肥満は，身体に過剰な脂肪が蓄積した状態のことである．肥満解消の目的は，糖尿病や動脈硬化などの生活習慣病を予防することである．特に内臓脂肪型肥満は糖尿病や高血圧，脂質異常症を合併しやすく，肥満を解消する食事療法は，内臓脂肪蓄積の是正が目的といえる．

　また，高血糖が長期間持続すると，糖尿病の三大合併症（糖尿病網膜症，糖尿病神経障害，糖尿病腎症）の発症や，心筋梗塞や脳梗塞などを引き起こすリスクが高まる．糖尿病の食事療法の目的には，合併症の発症予防，進展の抑制が挙げられている．糖尿病の合併症は，糖尿病と診断される前から進行しており，糖尿病予防のための食事療法は，すでに糖尿病合併症の予防ともいえる．

　糖尿病の医療費は，その合併症の治療も含めると年々増加傾向にある．特に糖尿病腎症による透析の医療費は高額で，糖尿病の一次，二次，三次予防は医療費抑制の観点からも重要である．

2 ― 食事療法のポイント

　糖尿病の食事療法は，健常者にとっても健康を保つための食事である．食事療法のポイントは，①適正なエネルギー量の摂取，②栄養バランスのとれた食事，③規則正しい食習慣である．

1 適正なエネルギー量の摂取

糖尿病予防を考えると，総エネルギー摂取量は，適正な体重を保つための必要量とし，過剰摂取（いわゆる過食）を防ぐことが大切である．

BMI（Body Mass Index）は，体重と身長から算出され，肥満度を表す体格指数である．肥満は，糖尿病や高血圧，心疾患などの重要な危険因子で，体脂肪率との関連性も高く，BMIが標準値を上回るほど有病率が高くなることが知られている．そのため，肥満度を評価することは疾患の予防や治療に役立つ．BMIの計算式は世界共通であるが，肥満の判定基準は国により異なる．日本では，BMI $22\,kg/m^2$ を標準体重としており，普通体重は $18.5\,kg/m^2$ 以上，$25\,kg/m^2$ 未満である（**表1**）．

2 栄養バランスのとれた食事

健康を保つためにも，過不足なく必要な栄養素を摂取することが大切である．「炭水化物」「タンパク質」「脂質」は三大栄養素とよばれ，生命維持や身体活動などに欠かせないエネルギー源である．なお，炭水化物は，吸収されてエネルギー源になる「糖質」と，消化吸収されずエネルギー源にならない「食物繊維」に分けられる．これらの三大栄養素は，体内で1gあたり，糖質4kcaL，タンパク質4kcaL，脂質9kcaLのエネルギーに換算される．

糖質は，すみやかに利用されるエネルギー源として重要な成分で，脳，神経，赤血球などは主に糖質をエネルギー源としている．タンパク質は，骨格筋や内臓をつくる重要な構成成分であり，酵素やホルモンとして多様な働きをしている．脂質はエネルギー源としてだけでなく，コレステロールや細胞膜成分，ホルモンの材料としても重要な役割を果たす．三大栄養素のほか，身体の働きを保つ多種のミネラルやビタミンの摂取が必要である．

これらの栄養素を過不足なく摂取するおおよその1食分の目安は，毎食に炭水化物を多く含むごはん・パン・麺類などの主食と，肉や魚・大豆製品・卵などタンパク質を多く含む主菜，ビタミンやミネラルを多く含む野菜・海藻・きのこ類・こんにゃくなどの副菜をそろえることである．

3 規則正しい食習慣

規則正しい食習慣は，食後血糖値の変動を少なくし，著しい高血糖を避けることにも役立つ．一方，食習慣の乱れは，睡眠不足やストレスなど生活習慣の乱れにもつながり，生活習慣病の原因となりうる．

長期間に渡る食習慣や生活習慣を改善させることは困難である．しかし，対象者がこれらの改善が減量などの結果と結びつくことを自覚することで，食習慣や生活習慣を変えることに前向きになるケースも多い．食習慣を改善することで期待できる，体重変化や体調変化などを話し合い，行動変容を促すことが大切である．**表2**に糖尿病治療ガイド2022

表1　BMIの判定基準（日本肥満学会の判定基準参照）

BMI	判定
18.5未満	やせ
18.5〜24.9	ふつう
25.0〜29.9	肥満1度
30.0〜34.9	肥満2度
35.0〜39.9	肥満3度
40.0以上	肥満4度

表2　初診時の食事療法のポイント（糖尿病治療ガイド2022〜2023参照）

これまでの食習慣を聞き出し，明らかな問題点がある場合はまずその是正から進める．
1. 腹八分目とする
2. 食品の種類はできるだけ多くする
3. 動物性脂質（飽和脂肪酸）は控えめに
4. 食物繊維を多く含む食品（野菜，海草，きのこなど）を摂る
5. 朝食，昼食，夕食を規則正しく
6. ゆっくりよくかんで食べる
7. 単純糖質を多く含む食品の間食を避ける

表3　推定エネルギー必要量（kcaL/日）

身体活動レベル	男性 Ⅰ	男性 Ⅱ	女性 Ⅰ	女性 Ⅱ
30〜49歳	2,300	2,700	1,750	2,050
50〜64歳	2,200	2,600	1,650	1,950
65〜74歳	2,050	2,400	1,550	1,850
75歳以上	1,800	2,100	1,400	1,650

『日本人の食事摂取基準（2020年版）』より一部抜粋．
＊身体活動レベルⅠ：生活の大部分が座位で，静的な活動が中心の場合．
＊身体活動レベルⅡ：座位中心の仕事だが，職場内での移動や立位での作業・接客等，通勤・買い物での歩行，家事，軽いスポーツのいずれかを含む場合．
注1：活用にあたっては，食事摂取状況のアセスメント，体重およびBMIの把握を行いエネルギーの過不足は，体重の変化またはBMIを用いて評価すること．
注2：身体活動レベルⅠの場合，少ないエネルギー消費量に見合った少ないエネルギー摂取量を維持することになるため，健康の保持・増進の観点からは，身体活動量を増加させる必要がある．

〜2023に掲載されている「初診時の食事療法のポイント」を示す[1]．食習慣改善の一歩として，このポイントの中から実践を促すことも勧められる．

3 ─ 必要栄養の求め方

1 総エネルギー摂取量

適正な食事量を決定するには，総エネルギー摂取量を算出する必要がある．日本の健常者の標準的な摂取量を示したものに「日本人の食事摂取基準（2020年版）」[2]がある．使用にあたっては，基準値の策定方法を理解したうえで運用することが望ましく，体重や成長などの補整をかけている栄養素では，個別の身体状況を考慮する必要がある（**表3**）．総エネルギー摂取量の算出式にはいくつか種類がある．糖尿病対象者の食事療法では，従来標準体重と身体活動量をもとに総エネルギー摂取量を求めていたが，現在は，目標とする体重や摂取すべきエネルギー量は，年齢や病態，身体活動量などによって異なることを考慮

表4　総エネルギー摂取量の目安

総エネルギー摂取量の算出方法	
エネルギー摂取量＝目標体重 (kg) ×エネルギー係数 (kcaL/kg)	
目標体重 (kg) の目安	
65歳未満：	[(身長)]^2×22
前期高齢者 (65-74歳)：	[(身長)]^2×(22〜25)
後期高齢者 (75歳以上)：	[(身長)]^2×(22〜25)*

*75歳以上の後期高齢者では現体重に基づき，フレイル，(基本的) ADL低下，併発症，体組成，身長の短縮，摂食状況や代謝状態の評価を踏まえ，適宜判断する.

エネルギー係数 (kcaL/kg) の目安	
①軽い労作 (大部分が座位の静的活動)	25〜30kcaL/目標体重kg
②普通の労作 (座位中心だが通勤・家事，軽い運動を含む)	30〜35kcaL/目標体重kg
③重い労作 (力仕事，活発な運動習慣がある)	35〜　kcaL/目標体重kg

※高齢者のフレイル予防では，身体活動レベルより大きい係数を設定できる．また，肥満で減量をはかる場合には，身体活動レベルより小さい係数を設定できる．いずれにおいても目標体重と現体重との間に大きな乖離がある場合は，上記①〜③を参考に柔軟に係数を設定する.
※肥満者の場合は，まず3%体重減少を目指す

(日本糖尿病学会編：糖尿病治療ガイド2022-2023，2022[1] より)

表5　三大栄養素の配分例 (健常者の場合)

総エネルギー (kcaL)	炭水化物 (g)	タンパク質 (g)	脂質 (g)
1,200	150〜190	45	25〜40
1,600	200〜260	60	35〜50
2,000	250〜320	75	45〜65

＊総エネルギー比に対して，炭水化物エネルギー比50〜65%，タンパク質エネルギー比15%，脂質エネルギー比20〜30%をおおよその目安とした.

し，個別化を図ることが推奨されている．また，治療開始時の総エネルギー摂取量の目安は，病態や年齢，体組成，患者の理解度や代謝状態の変化を考慮し，適時変更するものとなっている．それぞれの年齢における目標体重の目安や，総エネルギー摂取量の算出方法を**表4**に示す[1].

2 栄養素の比率

表5に三大栄養素の配分例を示す.

1) 炭水化物

炭水化物の過剰摂取は肥満や脂肪肝の原因となるため注意が必要である．「日本人の食事摂取基準 (2020年版)」[2] では，炭水化物のエネルギー比率は総エネルギーの50〜65%を目標量としている．また，脳，神経，赤血球などは主に糖質をエネルギー源とし

て利用していることから，糖質の最低必要量は100g/日と推定されている[2]．

2）タンパク質

「日本人の食事摂取基準（2020年版）」[2]では，タンパク質のエネルギー比率は，18～49歳では13～20%，50～64歳では14～20%，65歳以上では15～20%が目標量とされている．また，高齢者においてはフレイルの発症も考慮しタンパク質摂取量を指導する必要がある．

3）脂質

「日本人の食事摂取基準（2020年版）」[2]では，生活習慣病の予防のための目標とすべき摂取量として，脂質のエネルギー比率は20～30%が目標量とされている．

4）食塩相当量

「日本人の食事摂取基準（2020年版）」[2]では，18歳以上の目標量は男性で7.5g/日未満，女性で6.5g/日未満とされている．また，高血圧及び慢性腎不全（CKD）の重症化予防のための食塩相当量は，男女とも6.0g/日未満とされている．

5）食物繊維

食物繊維は食後の高血糖予防や，血清脂質の増加予防，便通改善などの作用がある．食物繊維の目標量は，「日本人の食事摂取基準（2020年版）」[2]では，50～64歳であれば男性1日21g以上，女性1日18g以上とされている．

6）ビタミン・ミネラル

原則として「日本人の食事摂取基準（2020年版）」[2]に準拠する．

4 ― 栄養指導とその管理

栄養指導の流れを**図1**に示す．食事や栄養の具体的な指導は管理栄養士の役割となるため，栄養指導は管理栄養士に依頼する．

■1 問診および問題点の抽出

食生活の問題点を抽出するためには，普段の食生活や生活習慣を把握することが大切である．食事摂取状況に関する調査方法には，食事記録法や，24時間思い出し法，食物摂取頻度調査などがある．食事記録・食事調査に測定誤差（過少申告，過大申告）はつきもので，この誤差は肥満度の影響を受けるといわれている[3]．

問診では，問題点を抽出するために，体重歴や，食事の内容，食行動，嗜好品，普段の活動量などを聞き取り，その結果から改善すべき問題点の優先順位を決め，計画的に指導を行う．問診内容の一例を**表6**に示す．

■2 目標の設定

問診や生活の聞き取り調査で問題点を抽出したら，次にその問題点に合わせた栄養食事教育を行い，食事療法の動機づけを行う．さらに目標とする総エネルギー摂取量の設定や生活改善の検討を行い，具体的な目標を設定する．このとき，食事療法の目的を理解して

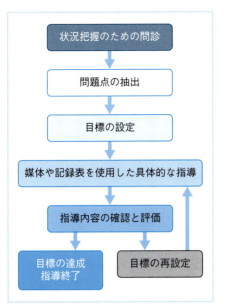

図1 栄養指導の流れ

表6 問診内容の一例
- ●病態・症状についての本人の理解度
- ・自分の検査値や体型の評価を知っていますか．
- ・自分の目標体重を知っていますか．
- ・なぜ，食事療法が必要なのか理解していますか．
- ●食事内容
- ・1日の食事内容を教えてください．
- ・外食やコンビニをよく利用しますか．
- ・間食をするときは，何を食べますか．
- ●食行動
- ・早食いですか．
- ・1日3食食べていますか．
- ・食事時間は規則的ですか．
- ・腹八分目にしていますか．
- ●嗜好品について
- ・清涼飲料水などジュースを飲みますか．
- ・間食をしますか．
- ・喫煙習慣はありますか．
- ・飲酒の機会は多いですか．

もらうためにも，対象者とともに目標設定を行うよう心がける．また，目標は，対象者の現状や生活環境に合わせ，継続できる内容にすることが大切である．可能であれば，長期目標（例：何か月後に5kgの減量）と，短期目標（例：間食は半分に減らす）を立て，実践を促し，最終目標が達成できるよう指導する．

3 栄養指導

栄養指導では，対象者の理解度に合わせた指導媒体や資料を準備する．糖尿病の栄養指導では，糖尿病食事療法のための食品交換表[4]が用いられることも多い．「食品交換表」は，食品が含有している栄養素により表分けされ，エネルギー80kcaLを1単位と定め，1単位の食品重量を記載した指導媒体である[4]．使用方法については，「食品交換表」を参考にされたい．「食品交換表」を使用することで，栄養素のバランスを保ちながら食事を実施することができ，おおよその1日の栄養素量を概算することも可能である．

他の指導媒体としては，実物大の食品の大きさを模したフードモデルのほか，外食・市販食品の栄養量を掲載した冊子，実際の食器の大きさを図形化したランチョンマットなどがある．これらを用いて，目標とする総エネルギー摂取量に応じた1日または1食分の食事内容の指導を行う．

次に食習慣で多い問題点に対する指導内容について記載する．

1）食事時間が不規則

現代では仕事の都合上，食事が不規則になることが多い．変える気持ちはあるけれど「準備が大変」「何を食べたらよいかわからない」という場合は，外食や中食の利用，簡単に準備できる食品・食材を組み合わせた食事をライフスタイルに応じて具体的に提案して

いく．最近では，手軽に，かつ短時間で食べられるビスケット状やゼリー状の栄養補助食品も種類が豊富にあり，なかには食後血糖値の上昇に考慮した商品もある．これらは「補助」が目的であり，基本は「栄養バランスのとれた食事」であるが，手軽に摂れるという点において，補食や間食として利用することも検討できる．

2）外食

一般的な外食の特徴として，量が多い，味つけが濃い，野菜が少ない，脂質量が多いといったことが挙げられるが，社会生活において外食を避けることは困難である．また，外食や中食の利用者には，高齢や独居などで食事の準備ができないため，利用している場合も多い．

最近は外食でもエネルギー表示を行っている店舗も多い．またコンビニの弁当などはすべて栄養表示を行っている．外食が多い場合は，この栄養表示を確認して自身の1食分の必要エネルギー量に応じたメニューや弁当を選ぶよう指導する．和食メニューは比較的バランスはよいが，食塩量が多くなる傾向にあるため，付加している調味料や汁物の汁を残すなどの工夫も併せて指導する．

3）嗜好品（アルコールや菓子類）

アルコールや菓子類などの嗜好品は，減量を目標とするのであれば，注意すべき項目である．過剰なアルコール摂取があれば，1回の飲酒量の調整や「休肝日」の設定を行う．菓子類の場合も同様に，食べる時間の設定や，低カロリーの商品紹介を行う．清涼飲料水などのジュース類は，砂糖が多く使用されており，血糖値の上昇や血中トリグリセリドを増加させるため，飲用は避けるのが望ましい．清涼飲料水も，低カロリーなど代用甘味料を使用した商品が数多く販売されている．ただし，低カロリー商品も過剰摂取には注意が必要である．

4）健康食品・サプリメント

現在は多くの情報がメディアから流れており，健康食品やサプリメントの利用について相談されることも多い．これらは，効果に関するエビデンスが乏しい商品もあるため，積極的な使用は勧められない．基本は「栄養バランスのとれた食事」であることを理解してもらうよう指導する．

5 指導内容の確認と評価

対象者から聞き取った食事内容より推定摂取量を算出し，目標栄養量に見合った内容であるか，栄養バランスが摂れているかを評価し，過不足があれば，具体的な改善点の指導を行う．食事内容や食習慣の改善は，短期間では困難なため，経過を定期的にチェックし，必要があれば目標の再設定を行う．

食事療法は本人が実行するため，実践度を高めるためには自己管理ができるような体制や援助が必要となる．本人がどのように食事療法や自身の現状をとらえているかも考慮しながら指導を進める．対象者の行動は変化するため，行動変容ステージ（**表7**）にあわせた介入や指導が必要である．

表7　行動変容ステージ

変化ステージ	定義と内容
前熟考期	6か月以内に行動を変えようとは考えていない
熟考期	6か月以内に行動を変えようと考えている
準備期	1か月以内に行動を変えようと考え，その方向ですでにいくつかの行動段階をへている．
実行期	行動を変えて6か月未満
維持期	行動を変えて6か月以上

表8　チームアプローチの基本理念

＊迅速で適切な治療法が選択できる環境を整える．
＊患者と医療関係者の緊密はコミュニケーションを保つ．
＊問題解決への共同作業には患者も含めたチーム全体の参加が必要である．
＊治療の選択と治療による転帰情報を患者と共有する．
＊治療の開始と調整段階で一貫した基準をもつ．
＊治療が思いどおり進行しない場合，それは"患者のせいではない"とするチームの基本姿勢をもつ

5―糖尿病チームにおける多職種連携

　糖尿病チームの役割は，糖尿病患者の日常的な療養生活のサポートを行い，合併症（糖尿病性神経障害，糖尿病性網膜症，糖尿病性腎症）などによる，しびれや神経痛，失明，腎不全や透析を必要とする尿毒症などの重症化を予防することである．糖尿病医療の進歩に伴い，継続治療への心理的支持，治療技術の指導が多様化し，指導の評価法についても各職種のもつ範囲が広がり，かつ専門性が深くなっている．患者中心の医療のために，そして多様な指導内容と評価の活用に，各医療スタッフが緊密な連携を保ち，専門性を活かしたチームアプローチが必要である．チームアプローチの基本理念を**表8**に示す．
　ここでは，糖尿病予防指導におけるチームの中での管理栄養士の役割の一例を紹介する．

❶ 糖尿病透析予防指導管理料（350点/月）（新設：H24年度診療報酬改定）

　「糖尿病透析予防指導管理料」は，透析患者数が増加している中，透析導入患者の原疾患は糖尿病性腎症が最も多くなっており，糖尿病患者に対し，外来において，医師と看護師又は保健師，管理栄養士が連携し，重点的な医学管理を行うことについて評価を行い，糖尿病患者の透析移行の予防を図るもので，次の算定要件及び施設基準が示されている．

（算定要件）

HbA1cが6.1％（JDS値）以上，6.5％（NGSP値）以上または内服薬やインスリン製剤を使用している外来通院中の糖尿病患者であって，糖尿病腎症第2期以上の患者（透析療法を行っている者を除く）に対し，医師が透析予防に関する指導の必要性があると認めた場合に月一回に限り算定する.

（施設基準）

①透析予防診療チーム

　　糖尿病指導の経験を有する専任の医師

　　糖尿病指導の経験を有する専任の看護師または保健師

　　糖尿病指導の経験を有する専任の管理栄養士

②糖尿病教室等を実施

　　糖尿病教室を定期的に実施することにより，糖尿病患者およびその家族に対して説明が行われていること.

③1年間に当該指導管理料を算定した患者の人数，状態の変化等について報告を行うこと.

2 糖尿病透析予防指導における管理栄養士の役割

　糖尿病チームにおける管理栄養士のおもな役割は，①糖尿病の食事療法，②栄養状態の評価，③献立・調理の理論と実践である.

①栄養状態の評価

　　血液データ（血清Alb値，プレアルブミン値，コレステロール値）

　　および身体計測（体重，BMI，体脂肪量，骨格筋量，上腕周囲長など）

　　を総合的に判断する.

②食習慣の把握

　　調理担当者・家族構成・生活時間と食事時間および回数・外食や中食，間食の有無・飲酒習慣等について聞き取る.

③病期に応じた食事指導

　　腎症各期におけるエネルギー量・タンパク質量・食塩量について指導

④食事摂取量の調査

　　24時間思い出し法・食事日記・食事写真等による内容の分析

⑤検査データの確認

　　血液検査：血糖値（HbA1c・GA・随時血糖），腎機能（eGFR・BUN・Cr・UA・K）血清脂質（LDL-C・HDL-C・TG）貧血（Hb・HCT）の変動を確認する.

　　尿検査：尿糖，尿タンパク，尿潜血，尿中Alb，尿中Crを確認する.

　　血圧：診察時血圧および「血圧手帳」により確認する.

3 糖尿病性腎症の食事療法

1) 糖尿病性腎症患者の栄養食事指導のポイント

①適正なエネルギー，タンパク質量および食塩の摂取制限について指導する

　従来の糖尿病の食事に加えて，タンパク質や食塩，カリウムの摂取量の制限が必要になる．

②タンパク質を多く含む食品と摂取量の目安（図2）について

　タンパク質を多く含む食品は，「糖尿病食事療法のための食品交換表（第7版）」では表3に分類されている（図3）．主な食品には肉類，魚介類，卵類，大豆製品等がある．腎症のある場合にはこれら食品の使用量や種類を制限し，不足したエネルギーを炭水化物や脂質で補う必要がある（図4）．ただしタンパク質の制限は患者個々の病状によって異なるため必ず医師の指示に従って適切な量を摂ること．

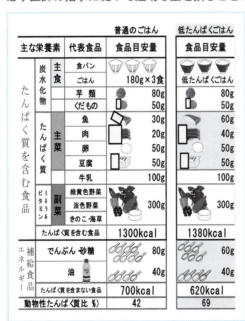

図2　1日の食品構成表（2000kcaL　タンパク質（Pr）40g）の食品構成（低タンパクご飯利用有・無）
（日本病態栄養学会，糖尿病透析予防セミナーテキストより抜粋）

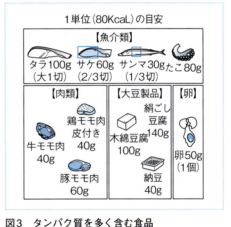

図3　タンパク質を多く含む食品
（日本糖尿病学会，糖尿病食事療法のための食品交換表（第7版），2013[4]より転載）

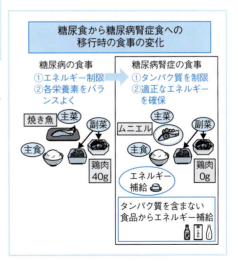

図4　糖尿病性腎症の食事イメージ
（日本病態栄養学会，糖尿病透析予防セミナーテキストより抜粋）

③減塩の進め方

　減塩のポイント（**図5**）を参考に，現在摂取している量の半分を目標に1～2割ぐらいずつ徐々に減らしていく．

④カリウム制限のコツ（**図6**）

- カリウム含有量の多い食品（芋類・野菜類・果物類，ドライフルーツ，種実類など）を控える．また，特に野菜や果物の生食は避ける．
- 調理法（ゆでこぼし，水さらし）でカリウムを減らす．
- タンパク質の多い食品を摂り過ぎない．

⑤1日の水分摂取量の目標について

　水分目標1,500～2,000mL/日

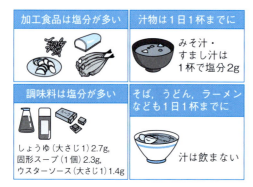

図5　減塩のポイント

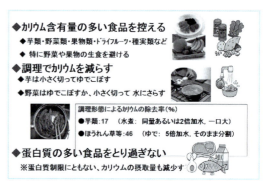

図6　カリウム制限のコツ
（日本病態栄養学会，糖尿病透析予防セミナーテキストより抜粋）

症例紹介　糖尿病透析予防患者に対する栄養指導（初回）

患　者：60歳代　男性　2型糖尿病　糖尿病性腎症3期

医師指示書より：エネルギー：1,400kcaL/日　タンパク質：40～45g/日
　　　　　　　　　食塩6g/日未満　カリウム制限：無　水分制限：無
　　　　　　　　　運動制限：無
　　　　　　　　　血圧管理＜125/75mmHg　血糖管理：HbA1c＜6.9％

身体所見：身長149.2cm　体重55.5kg　BMI：24.9kg/㎡　体脂肪率20.7％

既往歴：高血圧，脳梗塞

血液検査：HbA1c：6.6％　Hb：13.6g/dL　HCT：40.9％　TP：6.7g/dL
　　　　　　Alb：3.6g/dL　TG：181mg/dL　LDL-C：163mg/dL
　　　　　　HDL-C：45mg/dL　UA：7.3mg/dL　BUN：12mg/dL　Cr：0.82mg/dL　K：4.8mEq/L

尿検査：尿タンパク（3＋）尿糖（－）尿潜血（1＋）

尿タンパク定量：211mg/dL　尿Alb：1582.9μg/mL　尿クレアチニン：
　　　　　　　32.6mg/dL

内服薬：アマリール錠0.5mg×1，セイブル錠50mg×3
　　　　リバロ錠2mg×1，プレタールOD錠100mg×2
　　　　チラージンS錠50μg×1.5

栄養状態の評価：良好

食生活の状況把握：

・主食：朝食時4枚切食パン1枚　昼・夕食時：ごはん200～230g

・主菜：鶏肉（ささ身）または豚肉を主体に豆腐もよく食べる

・副菜：市販の惣菜や野菜ジュースで補っている．以前はキャベツをたく
　　　　さん食べていた

・油類：油料理はほとんど食べない．コレステロールゼロの油を使用し，
　　　　ドレッシングの代わりにポン酢を使用している

・間食：夕食後にスナック菓子を食べることが多い

・砂糖：使用せず，カロリーゼロの甘味料を使用している

飲酒歴：過去に有り（ビール1,000mL/日）

喫煙歴：過去に吸った経験有り（40本/日×30年間）

運動の実施：

・昼間は自転車移動約30分

・18時から1時間20分かけて4km（ほぼ1万歩）歩いている

水分摂取量：およそ1,000mL/日

今後の指導方針：

・指示栄養量に基づき，「1日の食品構成表」を作成し，各表区分ごとの摂取
　量の目安を示す

・タンパク質を多く含む食品（図3参照）について具体例を挙げ，フードモ
　デル等を用いて1回に食べる量を把握する

・減塩の方法として，かけ醤油を減らす，漬物・佃煮類を控えること，汁
　物は1日1回までとする，麺類のつゆは残す
　塩分味覚テストおよび尿中Naと尿中Crから1日推定摂取塩分を算出し，
　数値化して示す

・水分摂取は1,500～2,000mL/日を目標とする

・運動療法は現状を維持していく

糖尿病透析予防指導継続による効果：

本症例はその後，定期的に指導を受けることで腎機能（eGFR）を維持できている（**図7**）．

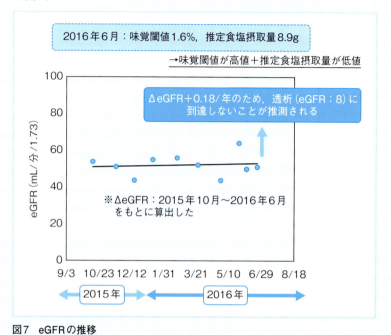

図7　eGFRの推移
透析予防導入（指導回数合計28回）後の△eGFR

6─まとめ

　食事療法の基本方針は，適正なエネルギー量の摂取，栄養バランスのとれた食事，規則正しい食習慣である．食事は生活習慣と密着しており，簡単に変更できるものではなく，中断してしまうことも多い．まずは実行できる内容を指導し，設定目標が達成できるよう，経過をモニタリングしながら，継続して指導することが重要である．

　療養指導では，対象者自身が目標を達成する意欲をもつことが大切である．そのため，指導内容は，食事だけでなく，運動指導や生活指導も含まれ，多職種による医療チームで教育・指導を行い，対象者が自己管理できるように支援する必要がある．

文献
1) 日本糖尿病学会：糖尿病治療ガイド2022-2023．文光堂，東京，2022．
2) 佐々木敏，伊藤貞嘉監修：日本人の食事摂取基準2020年版．第一出版，東京，2020．
3) Zhang J.et al：Under-and overreporting of energy intake using urinary cations as biomarkers：relation to body mass index. Am J Epidemiol，152：453-62, 2000．
4) 日本糖尿病学会：糖尿病食事療法のための食品交換表　第7版．文光堂，東京，2013．
5) 糖尿病療養指導士認定機構編：糖尿病療養指導ガイドブック2024．メディカルレビュー社，東京，2024．

（鈴木佳子，松村晃子）

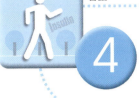

各論 4 糖尿病予防の運動指導と管理

運動療法は糖尿病治療の基本であり，その実践によって血糖コントロール状態は改善されることが，多くの臨床試験によって示されている．その一方で，糖尿病予防においても運動療法が有益であることが示唆されている．

 ## 1―糖尿病の1次予防のエビデンス

米国で行われたDiabetes Prevention Program (DPP)[1]では3,234名の耐糖能異常者を，対照群，薬物介入群（塩酸メトホルミン），生活習慣介入群にランダム化し，その糖尿病発症予防効果を追跡調査した．対照群や薬物介入群にも基本的な生活習慣の指導は行ったが，生活習慣介入群には7％の体重減少を目標とし，中等度の身体活動を150分/週行わせた．平均追跡期間2.8年間後，対照群に比べ薬物介入群では31％，生活習慣介入群では58％糖尿病発症率は抑制された．DPPにおいて，糖尿病の発症予防には，薬物介入より生活習慣の改善の方が効果的であった（図1）．

また，Diabetes Prevention Study (DPS)[2]も同様に耐糖能異常者を対象として，生活習慣介入群と対照群にランダム化し，その糖尿病発症予防効果を4年間検討した．介入群は，5％以上の体重減少を目標として，本人の食事記録に基づいて栄養士との面談を最初の1年間で7回，それ以降は3か月毎に行った．介入群では最初の1年間で4.7±5.4％の体重減少に伴って，糖尿病の発症率が有意に抑制されることが示された．さらに本研究

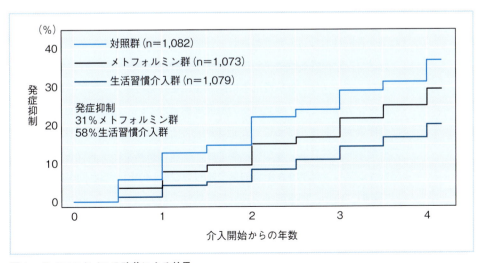

図1　ライフスタイルの改善による効果

は観察期間を13年まで延長し検討をしているが，介入群においても体重増加を示したものの，対照群に比べて糖尿病発症抑制効果は残っていたことが示されている[3]．

 ## 2─運動療法が糖尿病予防効果を発揮するメカニズム

インスリン抵抗性は，糖尿病の病態として重要であるが，食事・運動療法が糖尿病を予防するメカニズムとして，インスリン抵抗性や異所性脂肪の改善が関連していることが示唆されている．異所性脂肪は，脂肪組織以外に蓄積する脂質の総称で，代謝では肝臓や骨格筋細胞内脂質に蓄積された脂肪が重要である．近年の研究により，肝臓や骨格筋の異所性脂肪蓄積はそれぞれの臓器のインスリン抵抗性を惹起し，2型糖尿病やメタボリックシンドロームを引き起こす原因になっている可能性が明らかにされてきている．

我々は2型糖尿病患者14名に対し，2週間の教育入院中に食事療法単独または，食事＋運動療法により介入を行う2群に分け，入院前後に^{1}H-Mangetic resonance spectroscopy（MRS）による肝細胞内脂質（intrahepatic lipid：IHL）・骨格筋細胞内脂質（intramyocellular lipid：IMCL）の定量評価と高インスリン正常血糖クランプ検査と経口糖負荷検査を組み合わせ，筋インスリン感受性，肝糖取り込み率を測定し，異所性脂肪蓄積とインスリン抵抗性の関係について評価した[4]．2週間の入院加療によりIHLは両群ともに約30％減少し，それに伴い肝糖取り込み率は増加した（図2）．骨格筋に関しては，食事療法単独ではIMCLと筋インスリン感受性は有意に変化しなかったが，食事＋運動療法群ではIMCLは19％減少し，筋インスリン感受性は57％増加した（図3）．IMCLの変化率は，メモリー付加速度計で測定した身体活動量の変化率と負の相関を認め，IMCLの減少は運動により細胞内脂質が消費された結果と推察される．次に，13名の肥満症男性に対する食事療法による介入研究を行った[5]．3か月間の介入により6.6％の体重減少が認められ，それに伴いメタボリックシンドロームに関連したパラメーターが有意に改善した．インスリン抵抗性や異所性脂肪は骨格筋で改善しなかったが，IHLは約40％減少し，肝糖取り込み率は2.4倍増加した．このように2型糖尿病患者，肥満症の患者への介入試験により，食事療法によるエネルギー制限は体重減少がわずかであっても，IHLの大幅な減少と肝糖取り込みを改善させ，運動療法は主に骨格筋での細胞内脂質を減少させ，筋インスリン抵抗性を改善することが示唆された．

また，インスリン抵抗性は主に肥満者に生じると考えられてきたが，わが国をはじめとしたアジア諸国では，非肥満者の糖尿病患者が多い．この点に関して，インスリン抵抗性は非肥満者でも生じうることが近年明らかとなってきた．たとえば，BMI23～25kg/m²の非糖尿病男性では，高血糖，高血圧，脂質代謝異常のリスクを1つでももっていると骨格筋インスリン抵抗性が肥満のメタボリックシンドロームと同等にあることが明らかとなり（図4），さらに骨格筋インスリン抵抗性の規定因子として脂肪摂取過多及び体力・日常生活活動量が低いことや，内臓脂肪蓄積・低アディポネクチン血症が抽出された[6]．

これらのことから，運動療法は骨格筋の異所性脂肪の減少，インスリン抵抗性の改善を介して糖尿病発症予防に寄与していることが推察される．

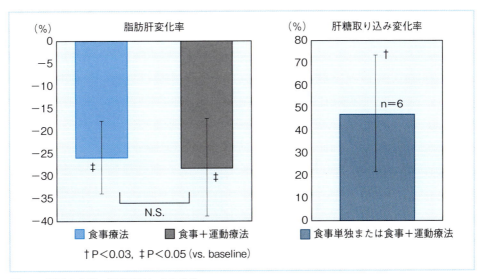

図2 2週間の食事・運動療法による効果

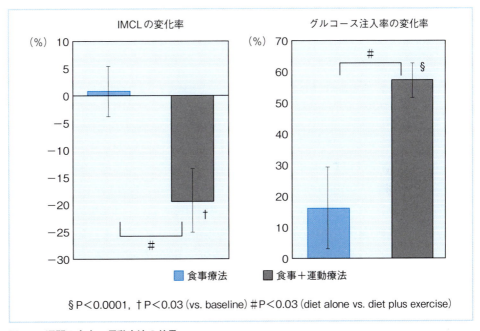

図3 2週間の食事・運動療法の効果

3―身体活動の目標値

American Diabetes Association (ADA) による「Standards of Medical Care in Diabetes」では[7,8]，糖尿病の発症予防の目標として，身体活動においては，150分/週で中～高強度の身体活動（最大心拍数の50～70%程度）を掲げているが具体的には，以下のようなことが目安となる．

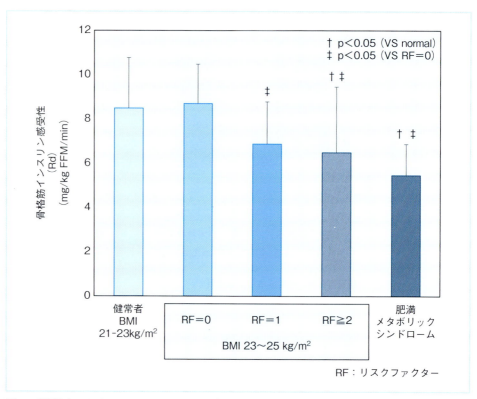

図4 非肥満者におけるリスクファクターと骨格筋インスリン抵抗性の関連

(Takeno K., 2016[6]より作図)

　たとえば，有酸素運動の中で，わが国ではウォーキングが最も行われているが，運動療法導入時の目標の身体活動強度は，中強度の中でも強度がそれ程でもないもの（最大心拍数の50～60％：普通の歩行）を目安とすると良い．中強度の運動でも，やや強い強度の運動（最大心拍数の60～70％：速歩からジョギング）もリスクなどを考慮して，勧めていく[9]．最大心拍数は，臨床上は（220−年齢）で推測する．年齢を加味すると，50歳未満では1分間に100～120拍，50歳以上では100拍未満を目安とする[10]．しかし，実際には患者自身が心拍数で強度を判断するのは難しいこともあり，自覚強度で「やや楽である～ややきつい」「話しながら続けられる～話し続けにくくなる程度」を適度な運動強度の目安とする場合が多い．

　身体活動の量としては，週150分行うことが勧められているが目標値としては認識しにくい．とくに忙しい世代ほど運動時間がなくアドヒアランスが低いため，日常の中に上手に運動を取り入れることが臨床上重要と考える．たとえば，歩数計で運動を管理する場合，週150分の身体活動は毎日行うとして1日当たり約20分，歩数で2,000歩程度となり，第一の目標として現状よりもその量だけベースアップすることを目安にすると良いであろう．ADAのposition statementでも，歩数計を用いる場合には，まず手の届くような目標設定をすべき，という記載がなされている[11]．また，1日の運動量依存的にさ

まざまな利益をもたらすと考えられるため，最終的には総歩数8,000歩から10,000歩を目安にした目標としたい．そのときに時間で伝えるよりも活動量計，歩数計を携帯させ，目標歩数を設定したほうがアドヒアランスも高くなるエビデンスが出てきており[12,13]，管理もしやすい．

また近年では，不活動・座位行動を減らす，という指針も重視されてきている[14]．たとえば，座位時以外の意図しない身体活動によるエネルギー消費率はNEAT（non-exercise activity thermogenesis）が肥満の根本的な原因の1つとしてとらえられるようになったほか[15,16]，身体不活動が心血管疾患・糖尿病・骨粗鬆症・認知症・がんに至るまでさまざまな疾患の原因になっていることが推察されている[17]．ADAからは，血糖改善のため30分ごとに座位を打ち切り，軽い活動をするべき，というstatementがなされている[11]．実際に，過体重から肥満で不活動の2型糖尿病に対する，30分毎の3分の軽い活動（時速3.6 km/hの歩行）か自重によるレジスタンス運動（ハーフスクワット，カーフレイズなど1種目20秒×9セッション）は血糖を改善させる報告がなされている[18]．これらの指標は有酸素運動の代わりになるものではないが，不活動，座位行動を減らすことも，運動とともに意識するべきであると患者に指導することが必要である．

4 ― リスクの管理

リスクは，人により大きく異なるため，現在何らかの疾患で医療機関を受診している場合は，その医師に可否を尋ねる必要がある．また，一般的なスクリーニングとしては，何らかの症状（労作時の胸部不快や運動器の痛み，現在の体調など）があるかどうかがポイントとなる[19]．ただ，散歩などの軽い運動が現状で何ら問題なくできているのであれば，散歩の量を増やすことについては，リスクはほとんどないと考えられる[11]．

文献

1) Knowler WC, Barrett-Connor E, Fowler SE, et al.：Reduction in the incidence of type 2 diabetes with lifestyle intervention or metformin. The New England journal of medicine, 346：393-403, 2002.
2) Tuomilehto J, Lindstrom J, Eriksson JG, et al.：Prevention of type 2 diabetes mellitus by changes in lifestyle among subjects with impaired glucose tolerance. The New England journal of medicine, 344：1343-1350, 2001.
3) Lindstrom J, Peltonen M, Eriksson JG, et al.：Improved lifestyle and decreased diabetes risk over 13 years：long-term follow-up of the randomised Finnish Diabetes Prevention Study (DPS). Diabetologia, 56：284-293, 2013.
4) Tamura Y, Tanaka Y, Sato F, et al.：Effects of diet and exercise on muscle and liver intracellular lipid contents and insulin sensitivity in type 2 diabetic patients. J Clin Endocrinol Metab, 90：3191-3196, 2005.
5) Sato F, Tamura Y, Watada H, et al.：Effects of diet-induced moderate weight reduction on intrahepatic and intramyocellular triglycerides and glucose metabolism in obese subjects. J Clin Endocrinol Metab, 92：3326-3329, 2007.
6) Takeno K, Tamura Y, Kawaguchi M, et al.：Relation between insulin sensitivity and metabolic abnormalities in Japanese men with BMI of 23-25 kg/m2. J Clin Endocrinol Metab, 101：3676-3684, 2016.
7) American Diabetes A. 4. Lifestyle Management：Standards of Medical Care in Diabetes-2018. Diabetes Care, 41：S38-S50, 2018.

8) American Diabetes A. 5. Prevention or Delay of Type 2 Diabetes : Standards of Medical Care in Diabetes-2018. Diabetes Care, 41 : S51-S54, 2018.

9) 佐藤祐造編：糖尿病運動療法指導マニュアル. 南江堂, 東京, 2011.

10) 日本糖尿病学会編：糖尿病治療ガイド. 文光堂, 東京, 2018.

11) Colberg SR, Sigal RJ, Yardley JE, et al. : Physical Activity/Exercise and Diabetes : A Position Statement of the American Diabetes Association. Diabetes Care, 39 : 2065-2079, 2016.

12) Yates T, Davies M, Gorely T, et al. : Effectiveness of a pragmatic education program designed to promote walking activity in individuals with impaired glucose tolerance : a randomized controlled trial. Diabetes Care, 32 : 1404-1410, 2009.

13) Dasgupta K, Rosenberg E, Joseph L, et al. : Physician step prescription and monitoring to improve ARTERial health (SMARTER) : A randomized controlled trial in patients with type 2 diabetes and hypertension. Diabetes Obes Metab. 2017.

14) Standards of medical care in diabetes--2015 : summary of revisions. Diabetes Care, 38 Suppl : S4, 2015.

15) Ravussin E. : Physiology. A NEAT way to control weight?. Science, 307 : 530-531, 2005.

16) Levine JA, Lanningham-Foster LM, McCrady SK, et al. Interindividual variation in posture allocation : possible role in human obesity. Science, 307 : 584-586, 2005.

17) Booth FW, Chakravarthy MV, Gordon SE, et al. Waging war on physical inactivity : using modern molecular ammunition against an ancient enemy. J Appl Physiol (1985), 93 : 3-30, 2002.

18) Dempsey PC, Larsen RN, Sethi P, et al. Benefits for Type 2 Diabetes of Interrupting Prolonged Sitting With Brief Bouts of Light Walking or Simple Resistance Activities. Diabetes Care, 39 : 964-972, 2016.

19) 厚生労働省：健康づくりのための身体活動基準 2013. 2013.

（田村好史）

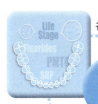

各論

5 糖尿病予防の口腔健康管理—❶ 歯科保健指導

歯科衛生士は国民の健康増進を担う専門職であり，歯科予防処置や歯科診療補助に加えて，健康づくりや生活習慣全般についての保健指導を実施し，また住民からの相談を受ける責務がある．特に口腔の健康状態と身体の健康状態を関連づけて診ることができるプロフェッショナルであるため，歯周病と双方向に影響し合う糖尿病についても，発症予防や重症化予防のための保健指導の実施は歯科衛生士の責務である．

「糖尿病患者に対する歯周治療ガイドライン改訂第3版2023」には歯周病と糖尿病の関連性について客観的なエビデンスが収集され，解析・再評価されており，昨今は新聞・雑誌などにも「糖尿病と歯周病の関係」記事が掲載され，糖尿病予防としての歯周病治療・管理の重要性が報じられている．歯周病を予防し，治療に携わる口腔衛生管理のプロフェッショナルである歯科衛生士が国民の健康増進を推進するために，糖尿病予防の保健指導に積極的に参画することに対して，大きな期待が寄せられている．

1─保健指導の展開と手順

保健指導は個人や集団を対象として，その生活習慣や態度を保健行動に変容させることを目的とした医療教育的働きかけであり，対象者への動機づけが重要である．対象者の健康状態や生活習慣，環境などを評価して，保健指導計画を立案し，指導を実施することが肝要である．

保健指導の形態には集団保健指導と個別指導があり，保健指導の場にはおもに地域，職域，医療機関がある．健診センター，地域や職域（職場）にて実施される健診，あるいは患者が受診する歯科医院など，場の相違により対象者から得られる情報も異なるため，それに応じた保健指導を実施する．

保健指導の展開過程は**表1**に示す通り，①ラポール・信頼関係の形成，②アセスメント（情報収集判断），③生活習慣改善の動機づけ，④生活習慣改善のための目標設定，⑤生活

表1　保健指導の展開過程

① ラポール・信頼関係の形成
② アセスメント（情報収集判断）
③ 生活習慣改善の動機づけ
④ 生活習慣改善のための目標設定
⑤ 生活習慣改善のための継続支援
⑥ 保健指導の評価

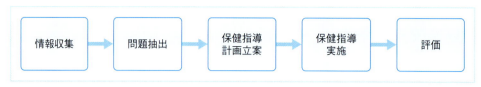

図1　保健指導の手順

習慣改善のための継続支援，⑥保健指導の評価の6段階がある．つまり，対象者との信頼関係を構築し，ていねいな説明を行い，対象者との対話から情報を導き出し，適切な具体策をともに考え，対象者の行動変容を促して，糖尿病予防の自己管理ができるように支援することが大切である．

保健指導の手順は**図1**に示す通り，情報収集，問題抽出，保健指導計画立案，保健指導実施，評価の順であり，これに沿って実施する．糖尿病予防指導においても，同様の手順にて実施するとよい．

1 糖尿病予防のための歯科保健指導

糖尿病予防は対象者や指導目的の相違により，糖尿病患者を対象とした糖尿病重症化予防と，未発症者を対象とした糖尿病発症予防に分けられる．また，予防には広く社会に向けた健康増進のためのポピュレーションアプローチと，疾患発症のおそれがある予備群（ハイリスク者）を対象としたハイリスクアプローチがあり，糖尿病発症予防も同様である．本項では糖尿病発症予防に焦点を当て，歯科疾患などの予防を目的とした「歯科保健指導」と同じく，生活習慣病の予防を目的とした指導も「歯科保健指導」と定義する．

糖尿病予防指導は，糖尿病治療中の患者に対する保健指導である糖尿病療養指導とは異なり，糖尿病になるおそれのある人（ハイリスク者），つまり糖尿病予備群を対象にした保健指導である．予備群の段階である対象者は自覚症状はなく危機感も乏しいため，糖尿病の発症リスクや合併症などの医療教育的な説明を受けても，自らの行動変容が必要とは実感しにくい．ここで重要なことは，対象者自身の「気づき」を促すことであり，それが保健行動のモチベーションとなり行動変容へとつながる．

保健指導を行う歯科衛生士は，自身が糖尿病予防の重要性と予防指導の活動意義を十分に理解したうえで，指導対象者を全人的かつ包括的にとらえて，指導に取り組むことが重要である．具体的には，糖尿病発症やその合併症による健康障害と生活の実態などを理解したうえで，糖尿病発症を未然に防ぐことの重要性を理解し，疾病予防の観点から歯科保健指導に取り組まねばならない．

2 糖尿病予防における口腔の健康状態の評価

地域や職域における健診の場合，質問票や身体計測，理学的検査，血圧測定，血液検査や尿検査などを行い，その結果から保健指導の必要性を判定し，指導計画を立案し実施する．一方，歯科医院などの医療機関においては医療面接に加え，口腔内診察や歯周組織検

表2 対象者のおもな情報項目

基本情報	年齢，性別，職種（労作），身長，体重，腹囲など
身体の健康	BMI，基礎疾患，既往歴，家族歴，服薬，血圧，血糖値，HbA1cなど
口腔の健康	現在歯数，口腔衛生状態，歯肉状態，口臭，かかりつけ歯科など
生活習慣	1日のライフサイクル，歯磨き習慣など
栄養・食習慣	食環境，食行動，食品嗜好など
身体活動・運動	身体活動，運動習慣，運動の量・強度
嗜　好	飲酒，喫煙など
心理面	
気　質	
健康リテラシー	
簡易検査データ	唾液検査，咀嚼機能検査など

査などの結果から詳細な口腔の健康情報を得ることができる．歯科衛生士が糖尿病予防の保健指導を行う場合，糖尿病予備群（ハイリスク者）に対して身体の健康状態だけでなく口腔の健康状態に視点をおいて評価を行う．対象者に供与する指導内容には口腔衛生管理や口腔機能管理の具体的方法も加えるとよい．未受療の糖尿病患者を発見して内科受診を勧奨することが期待され，これは医科歯科連携の重要事項である．

1) 指導対象者の情報収集

保健指導においては指導対象者の情報収集が重要である．**表2**に収集する情報のおもな項目を示す．保健指導は対象者の保健行動への変容を支援することを目的とするため，糖尿病予防の保健指導を行う場合，対象者の基本情報や身体・口腔の健康情報に加え，生活習慣や環境，嗜好，さらに心理面や健康に関する知識や考え方（健康リテラシー）などの情報も収集したい．対象者自身のよりよい「気づき」を促すためには，心理面や気質，健康リテラシーなどの情報は有用である．さらに唾液検査や咀嚼機能検査などの口腔の客観データなども利用できると，よりよい「気づき」につながる．

情報収集の方法は質問紙や面談による聞き取りが主体となるが，既存の健診・保健指導プログラムなどを組み入れると効率的である．

2) ツールとしての歯科健診プログラム

保健指導は健診とともに実施されることが多く，質問紙票や診査票，身体検査，簡易検査などの標準的な健診に使用するツールは糖尿病予防指導にも活用できる．地域や職域における健診の結果などを利用し，身体の健康情報を確認したい．

口腔の健康情報を把握するツールの一例として，日本歯科医師会の「生活歯援プログラム」を紹介する（**図2**）．これは生活習慣病の予防を目的として作成された標準的な成人歯科健診プログラム・保健指導マニュアルであり，生活習慣の問題点を見つけて改善する一次予防のツールである．歯科衛生士が行う糖尿病予防指導にこのプログラムを利用すると，口腔の健康状態と保健指導の必要性が簡便に評価できる．

このプログラムは必ずしも口腔内診察を必要とせず，20問の質問が主体である．質問内容はおもに口腔内の健康状態と生活習慣についてであり，具体的には，困りごと（噛み具合，外観，発話，口臭，痛み，その他），歯の本数（現在歯数），臼歯部咬合，歯周組織，

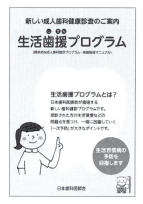

図2　日本歯科医師会が提唱する「生活歯援プログラム」*)

かかりつけ歯科医院と受診，全身疾患既往（糖尿病，脳卒中，心臓病），口腔リテラシー，歯磨き，間食，喫煙，フロス，食べ方，歯磨き指導，歯科定期受診について問われている（**図3**）．質問紙票やプログラムなどは日本歯科医師会のホームページから無料で利用できる．

アンケートの結果を入力すると，「歯の健康力」や「保健指導の必要性の程度」が即時に判定され，受診者に結果票としてすぐに結果を通知できる（**図4**）．「歯の健康力」から自分の口腔の健康状態を把握できるため，これが受診者の「気づき」を促して保健行動へのモチベーションへとつながることが期待できる．また，「保健指導の必要性の程度」として，受診者に適切な支援タイプが5段階から判定される（**表3**）．この支援タイプに沿って保健指導を実施すると効率的かつ効果的である．なお，基本となる医療教育的指導は受診者全員に実施する．

3) 歯周病の検査とスクリーニング

歯科医院などの医療機関における健診の場合は，歯周ポケット測定（Examination of Periodontal Pocket：EPP）など精密な検査を行えるが，そうでない場合は歯周組織の状態の詳細な把握は困難である．WHOが1997年に作成した地域歯周疾患指数（Community Periodontal Index：CPI）は，地域や職域での集団健診などで実施される歯周組織検査法である．これは，集団の歯周疾患の罹患状態を簡便に評価でき，再現性が高く，歯周疾患の地域保険対策に適した歯周病に関する指数であり，日本でも歯科疾患実態調査などで用いられる．なお，CPIは2015年に一部改訂された．

一方，EPPやCPIなどの歯周病関連の個人データが得られない環境では，簡便な方法を代用して歯周組織の健康情報を把握したい．最近は，唾液中のヘモグロビンを検出して潜血の状態から歯周病の存在を評価する検査キットなどが開発され，健診の場でのスクリーニングとして活用できる．

Q1 現在，ご自分の歯や口の状態で気になることはありますか　　1. はい　2. いいえ

　Q1で「1. はい」と回答した方へ：該当する項目を全てご記入ください．
　Q1で「2. いいえ」の場合，下記6項目は全て「2. いいえ」とする．

　　1. 嚙み具合が気になる　　　　　　　　　　　　　　　　　1. はい　2. いいえ

　　2. 外観が気になる　　　　　　　　　　　　　　　　　　　1. はい　2. いいえ

　　3. 発話が気になる　　　　　　　　　　　　　　　　　　　1. はい　2. いいえ

　　4. 口臭が気になる　　　　　　　　　　　　　　　　　　　1. はい　2. いいえ

　　5. 痛みが気になる　　　　　　　　　　　　　　　　　　　1. はい　2. いいえ

　　6. その他（　　　　　　　　　　　　　　　　　　）　　　1. はい　2. いいえ

Q2 ご自分の歯は何本ありますか　　　　　　　　　　　　　　1. 19本以下　2. 20本以上
　かぶせた歯（金歯・銀歯），さし歯，根だけ残っている歯も本
　数に含めます
　⇒本数もご記入ください（　　　　　　）本　　　　　歯の本数（　　　　　　）本

Q3 自分の歯または入れ歯で左右の奥歯をしっかりとかみしめ　1. 左右両方かめる　2. 片方　3. 両方かめ
　られますか　　　　　　　　　　　　　　　　　　　　　　　ない

Q4 歯をみがくと血がでますか　　　　　　　　　　　　　　　1. いつも　2. 時々　3. いいえ

Q5 歯ぐきがはれてブヨブヨしますか　　　　　　　　　　　　1. いつも　2. 時々　3. いいえ

Q6 冷たいものや熱いものが歯にしみますか　　　　　　　　　1. いつも　2. 時々　3. いいえ

Q7 かかりつけの歯科医院がありますか　　　　　　　　　　　1. はい　2. いいえ

Q8 仕事が忙しかったり休めず，なかなか歯科医院に行けない　1. はい　2. いいえ
　ことがありますか

Q9 現在，次のいずれかの病気で治療を受けていますか　　　　1. はい　2. いいえ

　Q9で「1. はい」と回答した方へ：該当する項目を全てご記入ください．
　Q9で「2. いいえ」の場合，下記3項目は全て「2. いいえ」とする．

　　1. 糖尿病の治療を受けている　　　　　　　　　　　　　1. はい　2. いいえ

　　2. 脳卒中の治療を受けている　　　　　　　　　　　　　1. はい　2. いいえ

　　3. 心臓病の治療を受けている　　　　　　　　　　　　　1. はい　2. いいえ

Q10 家族や周囲の人々は，日頃歯の健康に関心がありますか　1. はい　2. どちらともいえない　3. いいえ

Q11 自分の歯には自信があったり，人からほめられたことがあ　1. はい　2. どちらともいえない　3. いいえ
　りますか

Q12 普段，職場や外出先でも歯を磨きますか　　　　　　　　1. 毎回　2. 時々　3. いいえ

Q13 間食（甘い食べ物や飲み物）をしますか　　　　　　　　1. 毎日　2. 時々　3. いいえ

Q14 たばこを吸っていますか　　　　　　　　　　　　　　　1. はい　2. いいえ

Q15 夜，寝る前に歯をみがきますか　　　　　　　　　　　　1. 毎日　2. 時々　3. いいえ

Q16 フッ素入り歯磨剤（ハミガキ）使っていますか　　　　　1. はい　2. いいえ　3. わからない

Q17 歯間ブラシまたはフロスを使っていますか　　　　　　　1. 毎日　2. 時々　3. いいえ

Q18 ゆっくりよく嚙んで食事をしますか　　　　　　　　　　1. 毎日　2. 時々　3. いいえ

Q19 歯科医院等で歯みがき指導を受けたことはありますか　　1. はい　2. いいえ

Q20 年に1回以上は歯科医院で定期健診を受けていますか　　1. はい　2. いいえ

図3　「生活歯援プログラム」の質問紙票

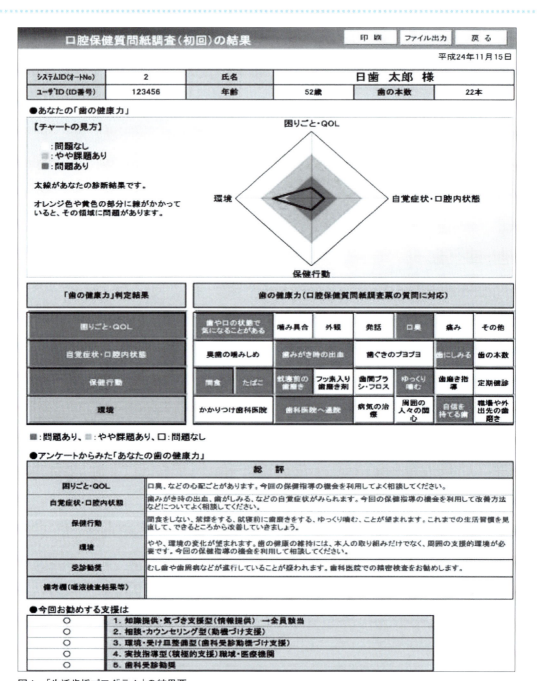

図4 「生活歯援プログラム」の結果票

表3 「生活歯援プログラム」における支援のタイプ

1	知識提供・気づき支援	情報提供
2	相談・カウンセリング型	動機づけ支援
3	環境・受け皿整備型	歯科受診動機づけ支援
4	実技指導型	積極的支援
5	歯科受診勧奨	

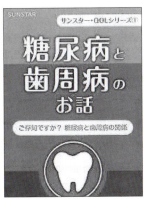

図5 情報提供・医療教育用媒体の一例((株)サンスター)

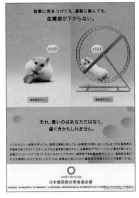

図6 対象者の関心を喚起するポスターの一例(日本糖尿病対策推進会議)

3 糖尿病のリスクと必要な歯科保健指導

　情報収集後，得られた情報から問題点を抽出して，対象者の糖尿病発症のリスクを「低い」「中等度」「高い」の3段階から判定し，保健指導の必要性を「情報提供」「動機づけ支援」「積極的支援」にあてはめて，支援レベルを検討する．リスクが「低い」場合は情報提供，つまり医療教育的指導を行い，「中等度」や「高い」場合は具体的な保健行動目標を設定して，個別面談やグループワークによる健康相談を実施する．実技指導を含め月1回3か月の継続的な支援を行い，保健行動目標の達成度の評価を行う．すでに糖尿病を発症した未受療者に対しては内科受診を勧奨する．

1) 情報提供・医療教育的指導

　糖尿病発症リスクの程度にかかわらず，全対象者に医療教育的指導として糖尿病と歯周病についての正確な情報を提供する．インターネットやSNSの発展によって，多くの人が口腔の健康が全身の健康に影響を及ぼすことを漠然と知っている．しかし，健康増進を推進するためには正確な情報の発信と正しい知識の提供が必要である．糖尿病の基礎知識や，糖尿病や高血糖状態が歯周病を悪化させるメカニズム，歯周病の基礎知識や歯周病が糖尿病を悪化させるメカニズムなどについて，教育媒体などを使用してわかりやすく説明するとよい(**図5**)．さらに，保健行動の大切さや定期健診の必要性，口腔衛生や口腔機能の維持・向上の必要性についても保健指導用教材を用いながら，正しく伝えたい．まずは対象者に関心をもってもらうことが重要である(**図6**)．

2) 動機づけ支援

　対象者は健診結果などの情報を受けて，自分の健康状態を理解する．「動機づけ支援」は，この理解から糖尿病発症予防の保健行動へ，自らの行動変容を促すものである．保健行動を行わない場合の糖尿病発症のリスク，糖尿病やその合併症による健康や生活の障害などを理解して危機感をもち，行動変容の動機につなげていく．保健指導者が提供する情

報は科学的かつ客観的データであることが大切で，具体的数値などを示したい．この際，対象者の心理面や気質，健康リテラシーなどの情報も参考にして，保健指導を効果的かつ効率的にする．

　保健指導はあくまでも支援であり，具体的目標を押しつけるものではない．そのため，保健指導者は対象者とともに，対象者自らが目標を設定することが望ましい．対象者の理解が深まり，問題意識が高まり，行動変容へつながるような支援を実施する．

3)「積極的支援」

　糖尿病発症リスクの高い対象者には積極的支援を行う．歯科保健の行動変容の支援に加えて，収集した情報から食事・栄養指導や運動指導，必要があれば肥満の是正も含めて包括的に支援する．歯科保健行動はおもに口腔衛生と口腔機能に関する行動に分けられる．口腔の健康を自己管理できるように，口腔衛生管理の支援として対象者に適した衛生器材の紹介やブラッシング法の実技指導を行うと，具体的なセルフケアがイメージできて効果的である．また，糖尿病予防指導の口腔機能管理の支援として，食べ方を含めた食行動の変容は重要な課題である．特に咀嚼指導は，歯科衛生士が取り組みやすい肥満是正対策の1つである．

文献

1) 標準的な健診・保健指導プログラム（確定版），厚生労働省 健康局，平成19年4月［http://www.mhlw.go.jp/bunya/kenkou/seikatsu/pdf/02.pdf］
2) 標準的な健診・保健指導プログラム（改訂版），厚生労働省 健康局，平成25年4月［https://www.mhlw.go.jp/seisakunitsuite/bunya/kenkou_iryou/kenkou/seikatsu/dl/hoken-program1.pdf］
3) 標準的な健診・保健指導プログラム（平成30年度版），厚生労働省 健康局，平成30年4月［https://www.mhlw.go.jp/content/10900000/000496784.pdf］
4) 生活歯援プログラム，日本歯科医師会，平成25年2月［https://www.jda.or.jp/dentist/program/pdf/ph_01.pdf］
5) ヴィジュアル 糖尿病臨床のすべて 糖尿病予防と治療のエビデンス，荒木栄一 編集主幹，植木浩二郎 専門編集，中山書店，東京，2012.
6) 行動変容につなげる保健指導スキルアップBOOK，効果的な面接技術と事業展開から学ぶ保健指導，金川克子監修，中央法規出版，東京，2009.
7) 歯科口腔保健の推進に向けてライフステージに応じた歯科保健指導ハンドブック　公益財団法人日本歯科衛生士会監修，医歯薬出版，東京，2014.
8) 全国歯科衛生士教育協議会監修：最新歯科衛生士教本 歯科予防処置論・歯科保健指導論．医歯薬出版，東京，2011.

（松山美和）

各論

5 糖尿病予防の口腔健康管理—❷
咀嚼と肥満の関連性と健康教育に生かすヒント

咀嚼と肥満に関する研究について健康教育の評価として行った研究，さらには研究から見えてきた健康教育に生かすヒントを紹介する．

 1―就業者の咀嚼と肥満の関連性の調査[1]

　近年，就業者の糖尿病を含む生活習慣病は増加傾向にあり，肥満が生活習慣病と密接なかかわりがあることから，事業所等においても肥満や生活習慣病の予防を目的とした健康教育の必要性が高まっている．筆者らは，1996年に某事業所の保健師より「肥満予防のための咀嚼の大切さ」についての講演を依頼された．さっそく，咀嚼と肥満の関連性についての文献検索を行ったが，当時は，一般成人を対象とした咀嚼と肥満の関連性についての先行研究を見つけることはできなかった．しかし，一般論として「早食いは肥満のもと」などといわれており，某事業所の食堂で就業者の食事風景を観察していると，「肥満の人ほど食べるのがはやい」と確信した．

　そこで，事業所の咀嚼と肥満の関連性を調査してその結果を基に説得力のある健康教育を行いたいと考え，事業所の保健師と協力して健康診断時に咀嚼と肥満の関連性についての調査を行った．

1）対象および方法

　対象者は，都内の某事業所（事務・営業職が主な事業所）の就業者を対象とした定期健康診断受診者，男性259名（平均年齢34.1±10.9歳），女性81名（平均年齢43.5±11.0歳），合計340名である．

　健康診断時に食習慣についての質問紙調査を行った．質問票の内容は，一般的に肥満にかかわると考えられている食事摂取に関する項目（朝食・21時以降の遅い夕食・夜食の摂取，夕食後から就寝まで2時間以上の有無），食べ方に関する項目（早食い，よく噛む，腹八分目，一口の量），食事の内容に関する項目（肉料理または野菜の摂取）等13項目である．肥満の指標としてのBMI（Body Mass Index：体重[Kg/身長(m)^2]）は，当日実施した健康診断の結果を用いた．結果の解析は，1）食習慣を年齢階級ごとに比較，2）BMIを25以上，25～18.5，18.5未満の3群に層別して年齢階級ごとに比較，3）BMIを2）と同様の3群に分けて食習慣との関連性を年齢階級ごとに比較した．

2）結果および考察
①食習慣の年齢階級ごとの比較

　20歳代の男性は他の年代群に比べ「朝食の欠食（47％）」「遅い夕食の摂取（44％）」「早

表1　BMIと食習慣との関連性で有意差があった項目

	20歳代	30歳代	40歳代	50歳代	20-30	40-50	全年代
朝食の摂取							
遅い夕食							
夕食後2時間							
夜食の摂取							
早食い			＊＊		＊	＊＊	＊＊
よく噛む	＊		＊		＊	＊＊	＊＊
腹八分目							
一口の量				＊＊		＊＊	＊＊
肉料理の摂取				＊＊			
野菜料理の摂取	＊						＊＊

BMIは25以上，25～18.5，18.5未満の3群に分けて検討
（＊：P<0.05，＊＊：p<0.01）

食い（64%）」「お腹一杯になるまで残さず食べる（53%）」「一口の量が多い（50%）」等，好ましくない食生活をしていることが明らかとなった．これらの食習慣は年齢階級が高くなるほどその割合が減少した．また，「肉料理の摂取」は，20～40歳代が多く，50歳代では少なく，「野菜の摂取」は20歳代男性で極めて少なく，30歳代以降で多かった．なお，女性も同様の傾向を示したが，有意差は認められなかった．

②BMIの年齢階級ごとの比較

BMIを3群に分けて年齢階級ごとに検討した結果，BMI25以上の過体重・肥満者は，20歳代では9.9%，30歳代では17.7%，40歳代では35.0%と増加した．しかし，50歳代では24.2%とその割合が減少した．ここで，20歳代は食習慣が好ましくないのにBMI25以上の肥満が少ない理由として，身体の代謝活性が高いことが影響していると推察された．さらに，若い頃からの好ましくない食習慣の連続や運動量の低下が，その後のBMIや生活習慣病のリスク要因に影響を与えるものと推察された．また，50歳代でBMI25以上の就業者が少なかった理由としては，事業所にて1996年より行われてきたBMI25以上の就業者への健康教育の影響（後述）や自己管理能力の向上によるものと推察された．

③BMIと食習慣との関連性

BMIを3群に分けて年齢階級ごとに食習慣との関連性を検討した結果（**表1**），20～30歳代では，食べ方と関連する「早食い」「よく噛む」に有意差が認められた．40～50歳代でも，食べ方と関連する「早食い」「よく噛む」「一口の量」に有意差が認められた．全年齢階級では，食べ方に関連する「早食い（**図1**）」「よく噛む」「一口の量が多い」に加え，食事内容に関連する「野菜料理の摂取」に有意差が認められた．

3) 結論

①好ましくない食習慣の割合は，20歳代男性が多く，年齢階級が高くなるほど少なく

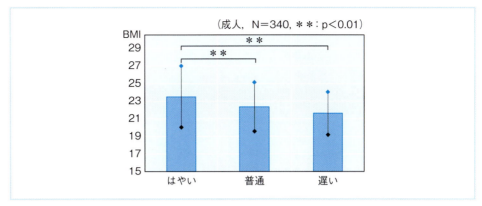

図1　食べるはやさ（はやい・普通・遅い）とBMIの平均値の比較

なった．
②BMIと関連性があった食習慣は，「朝食や夜食の摂取」などの『食べる時期』に関連する項目ではなく，「早食い」などの『食べ方』に関連する項目であった．
③今後，肥満にかかわる生活習慣病の予防には，『食べ方』を含む健康教育が必要であることが示唆された．

口腔保健の立場から健康教育に生かすヒント：
①食習慣に関する健康教育では，対象者の性差，年代差，個人差を考慮する．
②肥満や生活習慣病予防には，『食べる時期』や『食べる内容』に加え，口腔保健の立場から『食べ方』支援を積極的に行っていく必要がある．

2─就業者の肥満予防セミナーの実際と効果[2]

先の講師を依頼された「肥満予防のための咀嚼の大切さ」をテーマとしたセミナーの対象者は，某事業所の35歳以上でBMI＝25以上の就業者である（生活習慣病治療対象者を除く）．某事業所は1996年より「肥満予防のための健康つくりセミナー」を開始し，平日2泊3日で公共の研修センターにおいて実施している．多職種連携にて医師，看護師，管理栄養士による生活習慣病と肥満に関する講義，食生活・運動・ストレス対処法は体験型学習として実施した．口腔保健の立場からは「咀嚼と肥満の関連性」の講義に加え，「よく噛んで食べるための意志決定」を担当した．セミナーの最後に肥満を改善するための健康目標をワークシートに書き込み，セミナー参加者全員の前で一人ずつ宣言した．その後，保健師より健康目標の実行状況などを含めて1年間のフォローアップを行った．

本セミナーを数年実施後に，「肥満予防のための健康つくりセミナー」の効果をBMIの変動から明らかにするとともに，肥満を防ぐ食習慣について検討した．

1）対象および方法

対象者は，1996年～2000年に毎年実施した「健康つくりセミナー」参加者381名

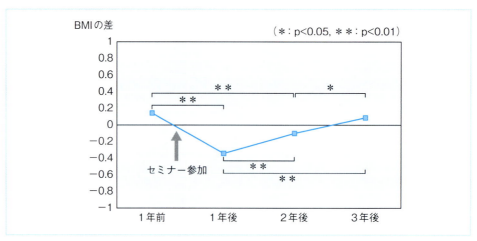

図2　セミナー参加前後のBMIの平均変化値（1997年〜1999年参加者：247名）

のうち，2003年1月に行った質問紙調査での説明に同意が得られ回答があった175名（男性162名，女性13名，平均年齢48.8±7.0歳）である．質問紙調査は，セミナーで立てた健康目標の記憶・実行状況，実行内容，現在の食べ方，よく噛むための方法等である．セミナー参加者のBMIは，毎年実施している健康診断の結果を用いて検討した．

2）結果および考察

①健康つくりセミナー参加者のBMIの変化

BMIの経年的な変化を調べるために，セミナー参加1年前と参加後3年間のBMIが測定されている1997年〜1999年のセミナー参加者について毎年のBMIの変動を**図2**に示した．セミナー参加前の1年間のBMIの変化値は平均で0.15増加したが，セミナー参加1年後は，−0.33と減少した（$p<0.01$）．しかし，1年後に対して2年後には上昇し（$p<0.01$），3年後にはセミナー参加前の状態にまで戻っていた．

セミナー参加者は，参加後1年間はBMIが減少したことから，肥満が健康教育およびフォローアップにより改善することが示唆された．一方，セミナー参加2年目以降から再びBMIが増加した理由として，毎年，保健師のフォローアップは新たな対象者へのみ行い，2年後以降は行わなかったため，参加者の意識の低下や肥満予防行動が減少したものと考えられた．今後，健康教育の効果を持続するためのフォローアップについて検討する必要性が示唆された．

②健康つくりセミナー参加者の健康目標の実行状況とその内容

セミナーで立てた「健康目標」の調査時点（2003年）での実行状況をセミナー実施年別に調べた結果，「健康目標」を「数か月間だけ実行」した人は35.8％，「1年間だけ実行」した人は34.7％，「2年以上実行」している人は26.6％であった．「数か月間だけ実行」および「1年間だけ実行」した就業者が71％と多かったことは，セミナー参加者のBMIの減少が1年間に留まったことと一致していた．

図3にセミナー参加時に各自が決めた肥満を改善するための「健康目標（下段）」および

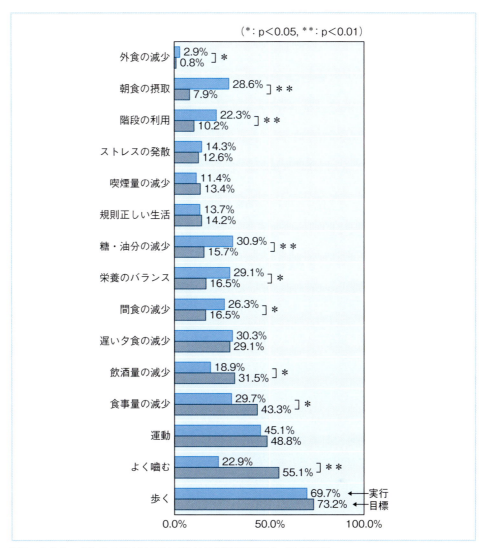

図3　セミナー参加時の健康目標と実行内容（質問紙回答者，重複回答）

セミナー参加後に「実行した内容（上段）」を示した．健康目標として多く挙げられた内容は，「歩く」，「よく噛む」，「運動」，「食事量の減少」，「飲酒量の減少」の順に多く，実行した内容は，「歩く」，「運動」，「糖・油分の減少」，「遅い夕食の減少」，「食事量の減少」，「栄養のバランス」の順に多かった．健康目標で立てた割合が多く，実行した就業者が少ない内容は，「よく噛む」，「食事量の減少」，「飲酒量の減少」等，食べ方や飲酒に関する内容であった．逆に，健康目標で立てた割合が少なく，実行した就業者が多い内容は，「糖・油分の減少」，「栄養のバランス」，「間食の減少」，「朝食の摂取」等であった．このことから，食べ方に関係している「よく噛む」，「食事量の減少」「飲酒量の減少」等の自己管理能力にかかわる行動の改善の難しさが推察された．

③実行しやすい咀嚼法

図4に，「現在，よく噛んでいる」と回答した人の具体的な実行内容を示した．「飲み込

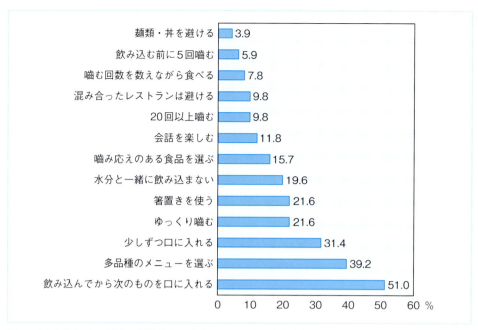

図4 「よく嚙んでいる」人の具体的なよく嚙むための実行内容（重複回答）

んでから次のものを口に入れる」51.0％,「多品種のメニューを選ぶ」39.2％,「少しずつ口に入れる」31.4％,「ゆっくり嚙む」21.6％,「箸置きを使う」21.6％の順に多かった．これらの咀嚼法は，今後，健康教育の中でよく嚙むための実行しやすい具体的な選択肢として活用できると考えられた．

口腔保健の立場から健康教育に生かすヒント

この調査から就業者の肥満は健康教育によって予防できること，さらに長期的な効果を持続させるには，肥満予防と関連している「食べ方」の改善を含めた継続的な健康教育の重要性が示唆された．

「よく嚙む」ことを日常生活の中に定着するためには，健康教育実施者は，知識の伝達だけではなく，就業者が個々人の生活の中に具体的な咀嚼行動として入れ込むための「意志決定の支援」が重要となる（後述）．具体的な支援を行うためには，たくさんの「嚙む方法」についての助言ができる引き出しをもっていることが大切である．就業者は自分の生活や食行動を考え，どの方法であれば実行できるかについて自分で決定して，実行してみてできたかどうか評価することが重要である．

そこで，筆者らが就業者の意志決定を支援しながら継続的な健康教育を行う中で収集・作成した「早食い予防の食べ方10か条」を紹介する．

[成人のための早食い予防の食べ方10か条]

①ひと口30回噛む

②飲み込もうと思ったら後10回噛む

③少しずつ口に入れてトータルの咀嚼量を増やす

④先に口に入れた食べ物を飲み込んでから次の食べ物を口に入れる

⑤お酒，汁物，お茶などの水分と一緒に流し込まない

⑥はやいスピードで噛むのではなく，ゆっくり噛む

⑦唾液と混ぜながら食材を味わって食べる

⑧歯ごたえのあるメニューを選び，よく噛んで食べる

⑨丼ものより，品数が多い定食を選択する

⑩噛むときは，箸を置く

番外編：混み合ったレストランは避ける

[意志決定の支援のポイント]

　筆者は，後述するJKYB研究会 (p.101参照) にて行動変容につながる歯と口の健康教育についての実践と評価を行っている．今回は，JKYB研究会の「意志決定スキルのプロセス」と保健指導におけるポイントについて紹介する[3-4]．

意志決定スキルのプロセス

①課題を明確にする

　解決したいことを明確にする．

②解決するための選択肢を3つ選ぶ

　解決する方法をたくさん出す．出ない場合は，支援者の引き出しからいくつか紹介する．その中で，実践できそうな方法を3つ選んでもらう．

③実行した際の結果を予測する

　実行した場合の「良いこと」「困ること」を考えることにより，結果を予測する．

④自分に一番合う方法を1つ選択して実行する

　時間がない場合は，③と④を一緒にして「この中で一番できそうな方法を1つ，理由をつけて選んで下さい．」と依頼する．筆者の経験上，結果を予測して選択される．

⑤できたかどうか評価する

　実際に行ってみて，できたかどうか評価することが極めて重要である．実践してみることにより，自分の生活にマッチしているか否かがわかってくる．これを繰り返し行う中で，個々人の生活に本当にマッチする方法を見つけられ，実行できるようになる．このフォローアップが重要である．

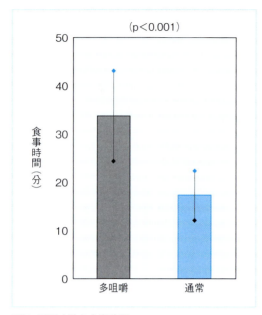
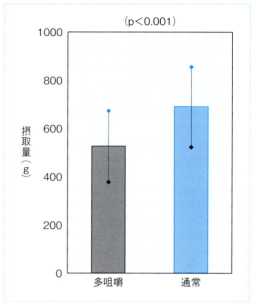

図5 咀嚼方法と食事時間　　　　　　　　　図6 咀嚼方法と食事量

3―咀嚼方法の違いによる食後の生化学検査値の比較[5-8]

　肥満を予防するための咀嚼に関連した食べ方教育の根拠を得ることを目的に，咀嚼方法の違いによる生化学検査値（血糖，インシュリンなど）との関連性についての実験を行った．

1）対象および方法

　対象者は，BMIが25以下の健康な20～40歳の男性9名である．事前に東京歯科大学倫理委員会の審査を経たうえで，対象者に説明を行い，書面で同意を得た．

　実験は，同一週の平日2日間で実施した．当日は，食事をしないで出社，朝9時から，試験食品（おにぎり：1個100g，具は梅・こんぶ・葉唐辛子の佃煮）を満腹感が得られるまで摂取させた．「通常咀嚼」では，食べ方の指示は一切しないで，普段のペースで食べさせた．「多咀嚼」では，おにぎりを6分割したものを1口量とし，それをメトロノームに合わせて1分間に88回の速さで50回以上咀嚼した後に飲み込むよう依頼した．食事の間はビデオを撮影して，後日，咀嚼回数，時間を計測した．また，食事終了後，満腹感に関する調査を行った．血液採取は，食事30分前，食事開始後15分，30分，60分，120分の5回行い，血糖・インシュリン・中性脂肪・遊離脂肪酸・セロトニン・ヒスタミン値を測定した．

2）結果および考察

①咀嚼方法と食事時間・摂取量

　図5に食事方法の違いと食事時間を示した．「多咀嚼」では平均食事時間が33.7±9.9分，「通常咀嚼」では17.2±5.4分であり，「多咀嚼」は，「通常咀嚼」と比較して有意に食事時間が長かった（p＜0.001）．同様に，図6に食事方法の違いと食事量を示した．お

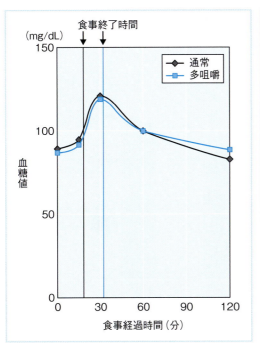
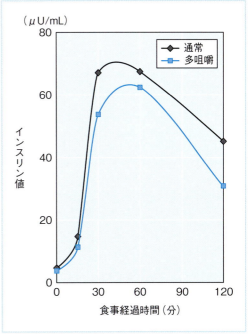

図7　咀嚼方法による食後平均血糖値　　　　図8　咀嚼方法による食後平均インスリン値

にぎりの平均摂取量は，「多咀嚼」では528g（781kcaL），「通常咀嚼」では693g（1026kcaL）であり，「多咀嚼」は「通常咀嚼」と比較して有意に摂取量が少なかった（p＜0.001）．

②咀嚼方法の違いと食後の血糖値の変化

　図7に咀嚼方法の違いによる食事前および食後の平均血糖値を示した．食事前（食事経過時間：0分）の血糖値に有意な差はなく，2回の実験での被験者の状態に差がないことが確認された．また，食後の平均血糖値の変化も，咀嚼方法の違いによる差は，認められなかった．さらに，「通常咀嚼」では血糖値がピークになる前，食事開始17分で食事を止めているのに対し，「多咀嚼」では食事終了時間と血糖値のピークとがほぼ同時時刻（33分）であった．「多咀嚼」では食事に時間を要するため，「通常咀嚼」に比べて摂取量が少ない段階で血糖値が上昇し，このため食事の摂取量が押さえられたのではないかと推察された．

③咀嚼方法の違いと食後のインスリン値の変化

　同様に，図8に咀嚼方法の違いによる食事前および食後の平均インスリン値を示した．食事前（食事経過時間：0分）のインスリン値に有意な差はなく，2回の実験での被験者の状態に差がないことが確認された．また，食後のインスリンの変化は，「多咀嚼」は「通常咀嚼」と比較して各採血時間におけるインスリン値，ピーク値ともに小さい傾向が認められた．さらに，図9に各採血時間でのインスリン値を合計したΣインスリンの平均値を示した．「多咀嚼」は「通常咀嚼」と比較して，Σインスリン値が有意に低いことが認められた（p＜0.05）．今回，同一被験者において，血糖値とインスリン値を検討した結果，血

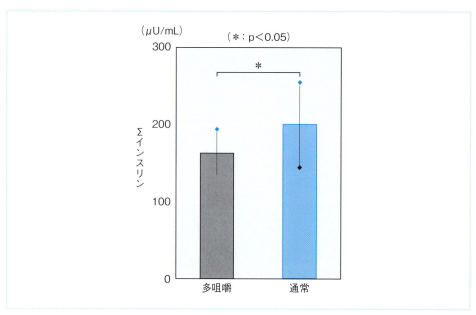

図9 咀嚼方法によるΣインスリンの比較

糖値は咀嚼法による差がなかったことから，よく嚙むことにより血糖値が抑えられ，インスリン分泌が低かったと推察された．

なお，中性脂肪・遊離脂肪酸・セロトニン・ヒスタミン値は咀嚼方法による差異は認められなかった．

3) 結論

咀嚼と肥満の関連性を探るために，咀嚼方法の違いによる摂取量および食事前後の血液性状の生化学的な検討を行った結果，よく嚙むことによって，少ない摂取量で満腹感が得られること，インスリンの分泌量を少なく抑えられることが示された．総摂取量の減少は，摂取エネルギー量の減少であり，ひいてはそれが肥満の予防につながることが推察された．

さらに，トータルのインスリン分泌量を抑制できることは，糖尿病が増加する現在，インスリン抵抗性回避の視点からも，極めて重要と考えられた．

口腔保健の立場から健康教育に生かすヒント

近年では，リバウンドが少ないダイエット法として「咀嚼」が注目されている．本実験が肥満を予防するための咀嚼に関連した食べ方教育のエビデンスとして活用され，よく嚙むことを実行可能なものにするために，実験で行ったような強制的な多咀嚼ではなく，日常の食事で自然に咀嚼量を増やすための方法を個々人が生活の中に取り入れられるよう支援することが大切である．また，フルコースをゆっくり，時間をかけて食べる等，よく嚙むことにより少ない摂取量で満腹感が得られること，さらに，味わって食べることの素晴らしさを体験する機会を作ることも有効である．

4─子どもの肥満と食・生活習慣との関連性とよく噛むための健康教育[9]

　子どもの頃から肥満を予防することを目的に，小学生の肥満と生活習慣の関連性を明らかにするとともに，咀嚼に関する健康教育の効果を検討した．

1) 対象および方法

　対象者は，沖縄県八重山地区の小学校5校の5年生256名である．事前に東京歯科大学倫理委員会の審査を経たうえで，説明会を行い，同意を得た．2005年8月に対象校の養護教諭および担任を対象に*ライフスキルプログラム[3-4]を活用した健康教育「噛むって」のワークショップを開催した．同年9月に初回調査（質問紙調査，身長・体重測定よりローレル指数の算出）を行い，その後，学級担任と養護教諭が健康教育を行った．12月に初回調査と同様の調査を実施した．質問紙調査の内容は，①セルフエスティーム全般(Rosenberg)[10]，セルフエスティーム家族(Popeら)[11]，②意志決定スキル(JKYB)[12]，③食習慣（朝食，おやつ，夜食，好き嫌い，空腹感，食事量，食べるはやさ，よく噛む，1口の量），生活習慣（テレビの視聴時間，運動習慣）および歯みがき習慣である．

*ライフスキル：WHOでは「日常的に起こるさまざまな問題や要求に対して，より建設的かつ効果的に対処するために必要な能力」と定義されている．日本では，米国健康財団KYB(Know Your Body)のライフスキルプログラムを参考に，1988年に青少年の健全な発達を目的に発足した研究グループ(JKYB研究会)が，喫煙防止，食生活，歯科保健などのライフスキルプログラムを開発・評価を行っている．

2) 結果および考察

①初回調査時の肥満と食・生活習慣との関連性

　食・生活習慣と肥満（ローレル指数）との関連性を検討した結果，食習慣に関しては，いつ食べるか等『朝食・夜食の摂取，おやつの回数』との関連性は認められなかったが，食べ方『食事量，食べるはやさ，1口の量，空腹感』との関連性が認められた（**表2**）．その中から，『食べるはやさ』と肥満（ローレル指数）との関連性を**図10**に示した．食べるのがはやいと回答した子どもは，ローレル指数の平均値が高いことが明らかとなった($p<0.01$)．これらの結果から，子どもの頃からよく噛む習慣を確立することの重要性が示唆された．

②初回調査時の意志決定スキルの得点と食・生活習慣との関連性

　意志決定スキルの得点と食・生活習慣との関連性を検討した結果，**表3**に示す通り，多数の食・生活習慣との関連性が認められた．その中から『よく噛んで食べる』と意志決定スキルの得点との関連性を**図11**に示した．よく噛んで食べると回答した子どもは，意志決定スキルの得点が高いことが明らかとなった($p<0.01$)．これらの結果から，意志決定スキルを適用した健康教育の必要性が示唆された．

③健康教育の効果（初回と教育後の調査の比較）

　初回と教育後調査の結果からローレル指数を5以上増加した群（38名），5未満増加した群（82名），5未満減少した群（93名），5以上減少した群（43名）に分けて検討した結果，5以上減少した群は，「よく噛んで食べる」児童が増加傾向を示した（**図12**）．また，

表2 初回調査時の肥満(ローレル指数)と食・生活習慣との関連性

食べ方	食事量	*〜**
	食べるはやさ	*〜**
	よく噛んで食べる	**
	1口の量	*
	空腹感	*
摂食時期	朝食の摂取	NS
	夜食の摂取	NS
	おやつの回数	NS
生活習慣	TVの視聴時間	NS
	運動時間	NS
	歯みがき回数	*

($*$：$p<0.05$, $**$：$p<0.01$, x^2検定)

表3 初回調査時の意志決定スキルの得点と食・生活習慣との関連性

食べ方	食事量	NS
	食べるはやさ	NS
	よく噛んで食べる	*〜**
	1口の量	NS
	空腹感	NS
摂食時期	朝食の摂取	*〜**
	夜食の摂取	*
	おやつの回数	NS
生活習慣	TVの視聴時間	*〜**
	運動時間	*〜**
	歯みがき回数	**

($*$：$p<0.05$, $**$：$p<0.01$, x^2検定)

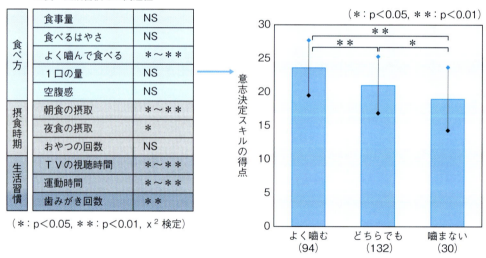

図10 食べるはやさと肥満(ローレル指数)との関連性(初回調査時)

図11 よく噛んで食べると意志決定スキルの得点の関連性(初回調査時)

松田らの報告[13]においても,肥満児を対象とした月1回のセミナーで,一口あたりの咀嚼回数が20回以上に増えた小児は,6か月後に肥満度が減少したことからも,肥満予防には「よく噛む習慣」づくりの必要性が示唆された.

3) 結論

①ローレル指数が高い児童は,早食い,よく噛む,一口の量などの「食べ方」との関連性

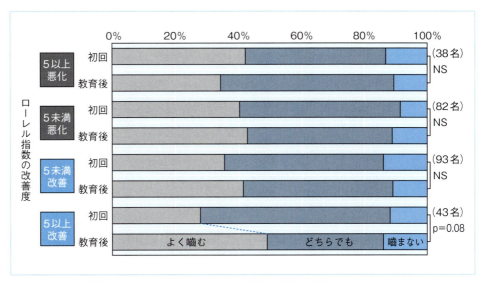

図12 ローレル指数の改善度と「よく噛んで食べる」児童の割合の変化

が認められた．
② 食・生活習慣と意志決定スキルとの関連性が認められたことから，今後，歯と口の健康教育においても意志決定スキルを高める健康教育を行う必要性が示唆された．
③ 意志決定スキルを適応した健康教育を行った結果，ローレル指数が5以上減少した群は，「よく噛んで食べる」児童が増加傾向を示した．これらのことから，今後，肥満を予防するためには，子どもの時期から「食べ方」に関する健康教育を行うことの重要性が示唆された．

口腔保健の立場から健康教育に生かすヒント：

意志決定スキルを適用した健康教育を通して，「よく噛んで食べる」方法を決定・実行していくことにより，最初は「一生懸命噛む」「集中して噛む」等の精神論的な方法が挙げられるが，繰り返して評価していくうちに，日常生活の中で実践可能な方法が徐々に見つかってくる．ある子どもの例では，「30回数えながら食べる」は食事のおいしさを味わえないことに気づき，次の意志決定は「飲み込もうと思ったら後10回噛む」に変わり，しばらく続けるうちに，数えながら食事するのはむなしいことから，「先に食べたものを飲み込んでから次の物を口に入れる」に変化した．このような自分の生活や楽しみの中で実行できるように工夫していく過程が重要である．今後，子ども達への咀嚼支援のアプローチとして，ライフスキルは，繰り返し学習することにより高まる能力であることから，健康教育後のフォローアップ，早食いや肥満の子どもへの個別アプローチ，家庭との連携など，総合的・継続的なかかわりが重要であると考えられた．

今後，子どもの肥満と食，生活習慣病予防には，口腔保健の立場から「食べ方」に関す

る健康教育を積極的に行っていく必要がある．その際，日常生活の中で実践可能な方法を繰り返して支援していくことが重要である．

文献

1) 武井典子，伊藤謙三，渋谷耕司，小笠原妙子，石井拓男：就業者の食習慣と生活習慣病のリスク要因について，口腔衛生学会誌，51(4)，702-703，2001.
2) 渋谷耕司，武井典子，小笠原妙子，石井拓男：就業者の食習慣と肥満に関する研究～肥満予防のためのセミナーの効果～，平成14年度 8020公募研究事業研究報告書，財団法人8020推進財団，142～148，2002.
3) 武井典子著，川畑徹朗監修：ライフスキルを育む歯と口の健康教育，⑭東山書房，京都，1998.
4) 武井典子ら著，川畑徹朗監修：ライフスキルを育む実践・歯と口の健康教育，⑭東山書房，京都，2004.
5) 石井拓男(主任)，(以下，分担)，折津政江，柳沢幸江，小笠原妙子，渋谷耕司，武井典子：咀嚼と肥満の関連性に関する研究，咀嚼方法の違いによる食後の生化学検査の比較，平成14年度厚生労働科学研究費補助金(医療技術評価総合研究事業H13-医療-001)報告書，353-356，2003.
6) 石井拓男(主任)，(以下，分担)折津政江，柳沢幸江，小笠原妙子，渋谷耕司，武井典子：咀嚼と肥満の関係に関する研究，咀嚼方法の違いによる食後の生化学検査の比較，平成15年度厚生労働科学研究費補助金(医療技術評価総合研究事業H13-医療-001)報告書，345-349，2004.
7) 大川由一，武井典子，酒寄孝治，平田創一郎，眞木吉信，石井孝典，石井拓男：咀嚼方法の違いが食後血液生化学検査値に及ぼす影響 —第1報 同一食物摂取量に基づく「よく嚙む」と「早食い」との比較—，日歯医療管理誌.46(4)，197-202，2012.(原著)
8) 大川由一，武井典子，酒寄孝司，平田創一郎，眞木吉信，石井孝典，石井拓男：咀嚼方法の違いが血液生化学検査値に及ぼす影響 —第2報 満腹感に基づく「多咀嚼」と「通常咀嚼」との比較—，日歯医療管理誌.47(1)，57-61，2012.(原著)
9) 石井拓男，武井典子，渋谷耕司，国仲 匡，具志堅桂子，西里八重子，上江田武，塩谷清一，宇江城正和，仲座友子：咀嚼と肥満の関連性に関する研究，小学生の肥満と生活習慣との関連性と健康教育の効果に関する検討，平成17年度厚生労働科学研究費補助金，医療技術評価総合研究事業，地域住民の口腔保健と全身的な健康状態の関係についての総合研究，H16-医療-020，209-239，2006.
10) 遠藤辰雄，井上祥二，蘭 千尋：セルフエスティームの心理学-自己価値の探究-，京都，ナカニシヤ出版，1992.
11) Pope AW, McHale SM, Craighead WE.：Self-esteem enhancement with children and adolescents. NY, Pergamon Press, 1998.
12) 春木敏，川畑徹朗，西岡伸紀，福井充：ライフスキル形成に基礎をおく朝食・間食行動に関する教育プログラムの有効性を評価するための意志決定スキル，目標設定スキル尺度の開発，学校保健研究49，187-194，2007.
13) 松田秀人，高田和夫，浅井 寿，栗崎吉博，長嶋正實，町田元實，斉藤 滋：小児肥満解消セミナーにおける肥満度の改善と咀嚼回数の関係，日本咀嚼学会雑誌，10(1)，35-40，2000.

(武井典子，石井拓男)

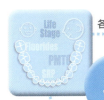

各論

5 糖尿病予防の口腔健康管理─❸
妊婦に対する歯科保健指導

近年，歯周病と全身疾患との関連性が注目され，妊娠期では歯周病による早産・低体重児出産などの周産期の不良な転帰が報告されている．肥満や耐糖能異常のリスクが高い妊婦に対して良好な妊娠状態を維持するために，歯科衛生士には歯周状態だけでなく妊娠中の全身状態を把握したうえで，必要な歯科保健指導を行うことが求められる．ここでは，妊娠中に出現しやすい全身疾患や歯周組織の変化に関する知識を修得し，適切な歯科保健指導が実践できるよう解説する．

1─妊娠中に出現しやすい全身疾患

妊娠は病気ではないが，身体的変化が著しくさまざまな問題が引き起こされることがある．妊娠中に出現する代表的な疾患を以下に示す．

①**妊娠悪阻**：妊娠中に非常に激しい吐き気や嘔吐を認めることで，通常の「つわり」とは区別されている．原因は不明である．嘔吐が頻回の場合は，体重減少や脱水を引き起こすこともある．

②**妊娠高血圧症候群（妊娠中毒症）**：妊婦のおよそ5%に認められる．おもな症状は高血圧症と尿タンパクである．多くは妊娠20週から産後1週間の間に発症することが多い．糖尿病，高血圧，腎臓病の疾患を有する者や太りすぎ，痩せすぎの者，妊婦が35歳以上の高齢出産や15歳未満の若年者の場合もなりやすいとされている．

③**妊娠期の耐糖能異常（表1）**

・**妊娠糖尿病**：これまで糖尿病と診断されていなかったが，妊娠によるインスリン抵抗性の上昇から糖尿病と妊娠時に診断される場合で，妊婦のおよそ1～3%に認められる．

・**糖尿病合併妊娠**：妊娠前からⅠ型またはⅡ型糖尿病と診断されている場合であり，妊娠によるインスリン抵抗性の上昇から糖尿病の増悪や合併症が認められることがある．

演習Ⅱ-2C（p.177参照）に示す症例の妊婦では，血圧は正常範囲であるが，妊娠前BMIが25.4で「肥満」の区分に該当することや家族歴などから，妊娠前は糖尿病と診断されていないものの，妊娠によるインスリン抵抗性の上昇から妊娠糖尿病と診断される可能性もある．妊娠中の耐糖能異常は軽度でも周産期の母体・児の異常をきたしやすいため，厳重な血糖管理が必要となることを理解しておく必要がある．

表1 妊娠期の女性に認められる耐糖能異常

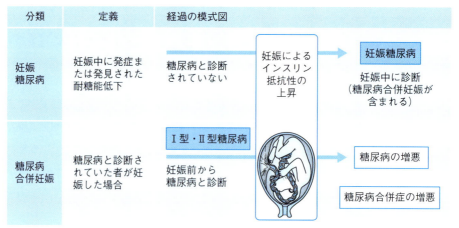

(医療情報科学研究所, 2008[1]を一部改変)

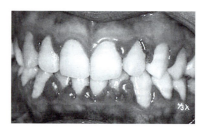

図1 妊娠性エプーリスが認められる妊婦

2―歯周組織の変化

　妊娠期はさまざまなホルモンの働きによって維持されている．妊娠に関連するホルモンのエストロゲンやプロゲステロンは妊娠中にその血清濃度が増加し，歯周組織の炎症惹起・増悪に関与すると考えられている．以前の報告[2]において，これらのホルモンは歯肉線維芽細胞に作用すると血管内皮増殖因子（VEGF），インターロイキン6（IL-6）やIL-8などの炎症性物質の産生を促進することを示しており，後述する口腔内細菌の影響とも相まって妊娠時の歯肉炎を引き起こしやすくなると考えられる．

　また，妊娠初期ではつわりなどにより，口腔内が通常より不潔になりやすく，プラークが付着しやすい環境となる．歯肉の炎症は，病原細菌と宿主側との生体防御反応により発症・進行する．特に，女性ホルモンの影響を受けて増加する歯周病関連細菌として嫌気性桿菌の*Prevotella intermedia*が知られているが，*Campylobacter rectus*も主なエストロゲンであるエストラジオールの濃度上昇により増加することが報告されている[3]．

　妊娠中に認められる歯肉病変を以下に示す．
　①**妊娠時の歯肉炎**：歯間乳頭部および辺縁部歯肉の発赤，腫脹，出血が認められるが，通常アタッチメントロスは認められない．
　②**妊娠性エプーリス**：ホルモン分泌の変化などにより歯肉が歯肉増殖様の変化をきたし，局所的にコブ状に腫れる場合もある（**図1**）

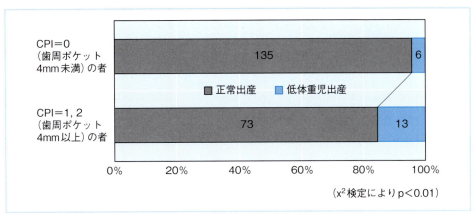

図2　低体重児出産と4mm以上の歯周ポケットを有する状態との関連性
平成17年度に妊婦歯科健康診査を受診した妊婦について，出産後に出生児の体重を郵送法にて調査し，同意が得られた227名を対象とした．

3―歯周病による周産期の不良な転帰

　口腔内からの感染・慢性炎症巣としての歯周病が，早産（妊娠37週未満での出産）や低体重児出産（2,500g未満での出産）のリスクとなることが注目を集めている．1996年に米国ノースカロライナ大学のOffenbacher教授らは歯周病罹患が早産・低体重児出産のリスクファクターとなりうることを初めて報告した[4]．図2に示すように，徳島県での疫学調査において妊娠期のCPI（歯周ポケット）＝1または2（4mm以上の歯周ポケットを有する状態）と低体重児出産との関連性を分析した結果，歯周病は低体重児出産のリスクとなる（オッズ比3.3）ことを報告している[5]．

　通常の分娩においても妊娠末期では，プロスタグランジン（PGE_2）やTNF-αのような炎症性物資の産生が上昇し，それによって頸管熟化や子宮収縮が促進され，分娩・出産に至る．しかし，歯周病に罹患した妊婦では，歯周病原細菌や内毒素（LPS）などにより歯周病局所での炎症反応にて産生された炎症性物質（PGE_2, IL-8, TNF-αなど）が関与して，頸管熟化や子宮収縮が促進されて出産に影響を及ぼす可能性がある．切迫早産における*Tannerella forsythia*の関与[6]に加え，*Porphyromonas gingivalis*や*Fusobacterium nucleatum*の早産[7]や死産[8]などへの関与も報告されている．

　早産・低体重児出産の新生児には，さまざまな障害や将来の生活習慣病リスクの上昇が指摘されている．そのため，妊娠期の歯周病予防は重要であり，母子健康手帳にも「歯周病は早産等の原因となることがあるので注意し，歯科医師に相談しましょう」と注意喚起の内容が記載されている．

表2　妊娠中の体重増加指導の目安

妊娠前の体格	体重増加指導の目安
低体重（痩せ）：BMI 18.5未満	12～15kg
ふつう：BMI 18.5以上25.0未満	10～13kg
肥満（1度）：BMI 25.0以上30.0未満	7～10kg
肥満（2度以上）：BMI 30.0以上	個別対応（上限5kgまでが目安）

（厚生労働省[9]を一部改変）

4─必要な歯科保健指導

妊娠期の歯科保健指導の要点として，下記の内容が挙げられる．

1 口腔清掃指導（セルフケア支援）

これまで述べたように，妊娠期は女性ホルモンの変化や口腔清掃が怠りがちになり不潔になりやすくなるなど歯科疾患の増悪と密接な関係があるので，その重要性を十分強調し，歯ブラシや歯間清掃用具の使い方などを具体的に指導する．つわりがある時期でも，比較的体調の良い時間帯にブラッシングを行うなどして口腔衛生状態を良好に保つ工夫を提案する．

2 妊婦の健康と栄養・食事に関する指導

十分なバランスのとれた栄養摂取と食事や間食に関連した具体的な指導を行う．たとえば，間食として甘味食品の頻回摂取はう蝕誘発につながるので避けるよう指導する．また，演習II-2Cの症例妊婦（p.177参照）では，**表2**から25.0をやや超える肥満に区分されるため，7～10kg程度の増加が望ましいが，妊娠24週の現在，すでに12kg増加と推奨される体重増加量を超えているため，エネルギー収支バランスを見直すような栄養指導が必要である．

3 妊産婦の口腔健康管理と歯科治療

定期的な口腔健康管理（プロフェッショナルケア）を勧める．妊娠前に完全な歯科治療を行うことが望ましいが，必要な場合は妊娠中期の安定な時期に行うことを勧める．米国において，妊娠期の歯周治療により歯周組織の改善が認められ，同治療により周産期の有害事象の誘発も認めなかったことが報告されている[10]．

4 乳幼児の口腔清掃指導

生まれてくる子供に関して，歯の形成・萌出時期，乳幼児期の歯の清掃開始時期や，乳歯う蝕発生要因などについて説明する．演習II-2Cに示す症例の妊婦（p.177参照）では，

う蝕活動性試験のRDテスト®により，う蝕リスクの高いことが示されている．ミュータンスレンサ球菌は母親をはじめとする周囲の成人から伝播し，1歳7か月〜2歳7か月の「感染の窓」とよばれる時期に感染・定着すると考えられている[11]．そのため，妊娠期からセルフケアにより妊婦自身の口腔内を清潔に維持・管理するとともに，歯科医院での歯面清掃などを含む口腔健康管理を継続することが，生まれてくる子供の乳歯う蝕予防にもつながることを理解させる必要がある．

文献

1) 医療情報科学研究所編：病気がみえる vol.3 糖尿病・代謝・内分泌. 第2版, 図書印刷, 東京, 2008, 11.
2) Yokoyama M, Hinode D, Masuda K, Yoshioka M, Grenier D：Effect of female sex hormones on *Campylobacter rectus* and human gingival fibroblasts. Oral Microbiol. Immunol. 20：239-243, 2005.
3) Yokoyama, M., Hinode, D., Yoshioka, M.. Fukui M., Tanabe, S., Grenier, D., Ito H.-O.：Relationship between *Campylobacter rectus* and periodontal status during pregnancy. Oral Microbiol. Immunol. 23：55-59, 2008.
4) Offenbacher S, Katz V, Fertik G, Collins J, Boyd D, Maynor G, McKaig R, Beck J：Periodontal infection as a possible risk factor for preterm low birth weight. J Periodont, 67：1103-1113, 1996.
5) 横山正明，米津隆仁，横山正秋，安達　聡，久米通仁，和田明人，吉岡昌美，日野出大輔：徳島県における妊婦歯科健診受診者の口腔保健の現状および低体重児出産との関連性，口腔衛生学会雑誌，60（3），190-197，2009.
6) Hasegawa K, Furuichi Y, Shimotsu A, Nakamura M, Yoshinaga M, Kamitomo M, Hatae M, Maruyama I, Izumi Y：Associations between systemic status, periodontal status, serum cytokine levels, and delivery outcomes in pregnant women with a diagnosis of threatened premature labor. J Periodontol, 74：1764-70, 2003.
7) Ye C, Katagiri S, Miyasaka N, Bharti P, Kobayashi H, Takeuchi Y, Momohara Y, Sekiguchi M, Takamine S, Nagasawa T, Izumi Y：The anti-phospholipid antibody-dependent and independent effects of periodontopathic bacteria on threatened preterm labor and preterm birth. Arch Gynecol Obstet, 288：65-72, 2013.
8) Vander Haar EL, So J, Gyamfi-Bannerman C, Han YW：Fusobacterium nucleatum and adverse pregnancy outcomes：Epidemiological and mechanistic evidence. Anaerobe. 50：55-59. 2018.
9) 厚生労働省：妊娠前からはじめる妊産婦のための食生活指針　〜妊娠前から、健康なからだづくりを〜，https://sukoyaka21.cfa.go.jp/media/tools/s06_pre_lea015.pdf
10) Michalowicz BS, Hodges JS, DiAngelis AJ, Lupo VR, Novak MJ, Ferguson JE, Buchanan W, Bofill J, Papapanou PN, Mitchell DA, Matseoane S, Tschida PA；Treatment of periodontal disease and the risk of preterm birth. N Engl J Med, 355：1885-1894. 2006.
11) Caulfield PW, Cutter GR, Dasanayake AP：Initial acquisition of mutans streptococci by infants：evidence for a discrete window of infectivity. J Dent Res, 72：37-45, 1993.

（日野出 大輔）

6 地域医療における糖尿病予防―❶
糖尿病予防の多職種連携

糖尿病は悪化すると重篤な合併症を引き起こし死に至る病気であること，また糖尿病性腎症は医療費抑制の観点から，全国的に重症化予防の取り組みが始まっている．

歯周病は糖尿病の併存疾患の１つでもあり，歯周病治療は血糖コントロール改善に有効であることが糖尿病診療ガイドライン2016に掲載されているにもかかわらず，糖尿病治療の多職種連携の中に，歯科が十分には入っていない状況が見受けられる．

ここでは徳島県において，歯科医師会が中心になって，糖尿病と歯周病の医科歯科，多職種連携にどのように取り組んできたかを紹介し，それぞれの地域での連携構築を考える材料としていただければ幸いである．

1―糖尿病と歯周病の医科歯科行政連携の一例

最初に示すのは，2004年から続けている糖尿病と歯周病の医科歯科行政連携の一例である．徳島県では1993年以降，糖尿病死亡率ワースト１位が14年間続き，2007年には７位と改善したが，その後もワースト１位が続いていた．このような状況を打破するために，2004年に徳島県は徳島県医師会と共同で「糖尿病「緊急事態」宣言！」を出し，徳島県医師会内に糖尿病対策班を立ち上げ，県民に糖尿病の現状と予防への注意を喚起するとともに健康づくりに対する意識を高め，県民運動として糖尿病対策に取り組んでいる（**図1**）．歯科医師会もその一員として多職種と連携して糖尿病の予防，重症化予防にかかわってきた．

糖尿病「緊急事態」宣言が出された2004年ごろは，歯周病と糖尿病の関連について日本では科学的根拠のあるデータはあまり示されていなかった．医師会や行政と連携をしていく際には科学的根拠（エビデンス）がなければ，進めていくことはむずかしい．その当時は歯周病と糖尿病の関係を示すデータは海外のものがほとんどの状況であった．そこで，徳島県の南部の阿南市・那賀郡においては阿南市医師会，阿南市，那賀町の理解を得て，国内ではデータの少ない歯周病と糖尿病（HbA1c，血糖値）の関連について調査したところ，血糖値の高い者は歯周病になりやすく，また重症化しやすいことがわかり，歯科医院の受診を勧める事業を開始した．

阿南市・那賀郡では，特定健診を受けた人のうち空腹時血糖100以上，またはHbA1c5.6：NGSP値（当初はJDS値5.2）以上の人，いわゆる特定健診で正常高値の人に歯科受診を勧める連絡票（**図2**）を特定健診会場または医科診療所で手渡し，歯科医院にその連絡票を持って受診し口腔内を診査後　結果を市町村に送付集計した．当初，

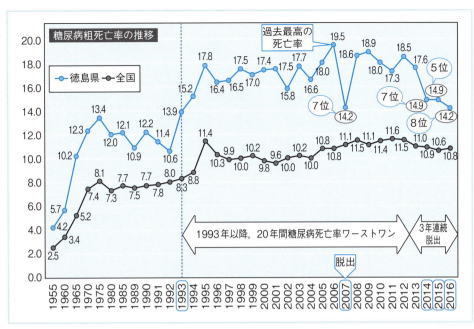

図1 徳島県の糖尿病の現状（人口10万人あたり人口動態調査結果より）

　データは東京女子医科大学の柳修平教授に分析を依頼し，その結果，HbA1cと歯周病重症度との相関性が示された（**図3**）．当時としては画期的な事業であり，2008年には日本口腔衛生学会，日本歯科医学会などで発表した．また，市町村と医師会，歯科医師会が協力して行うこのような事業は全国でも他に例がなく，2011年にはNHKの「歯の健康が命を守る」という全国放送の特集の第1話として阿南市の糖尿病と歯周病の連絡事業が取り上げられた．

　学会発表や新聞掲載，TV放映は事業を行っている他業種には好意をもって迎えられ，県民には歯周病と糖尿病の関連について広く知ってもらえることにつながった．

　このようになんらかの事業を行った場合，その報告，発表を行うことは，事業自体の広報につながり，事業の継続，発展に寄与するために大切である．

　最近では徳島大学の吉岡准教授とともにデータ解析を行っており，残存歯数が多いほどHbA1cの値が低い傾向があること，CPI（歯周病の程度を示す指標）が高いほどBMI，HbA1c値が高くなることが示され，四国公衆衛生学会等で発表している．

　このように，県内の一部地域（1市2町）においては特定健診の血糖値に基づき歯科医院で歯周病検査を行うよう受診勧奨する事業が定着しているが，全県下への展開には至っていない．その原因は，歯周病と糖尿病の関係の関係についての理解不足が一番であろうと思われる．

　医療従事者でも，糖尿病があると歯周病が重症化しやすいことは知っていても，歯周病が改善すると血糖値が改善することを知らない者もいる．

　そのため歯周病と糖尿病の連携事業を進めるには歯周病と糖尿病の関係について科学的

糖尿病歯科検査指導連絡票　　　　　　本人控え

　特定健診において血糖値が100以上，HbA1cが5.6（NGSP）以上の方は，
歯科医院において歯周病の検査および治療をお勧めします．
　近年，糖尿病およびその予備群と歯周病との密接な関係が重要視されています．
過去の県内における検診データからも明らかな相関関係が認められました．
糖尿病の予防および治療の効果を上げるためにも歯周病の改善は必要です．

特定健診の結果と保険証をお持ちください．

氏名		T・S・H　　年　　月　　日生（　　歳）男・女	
住所		検診日	年　　月　　日
検診施設担当医名		血糖値	mg/dL（空腹時・食後）
		HbA1c（NGSP）	%

1　あてはまるところに○をつけてください．
　○よく噛んでゆっくり食事していますか．　　　　　　毎日　　時々　／　いいえ
　○間食（甘い食べ物や飲み物）をしますか．　　　　　毎日　　時々　／　いいえ
　○糖尿病の治療を受けていますか．　治療中　／　中断している　／　受けたことがない
　○人工透析の原因の約4割が糖尿病であることを知っていますか．はい　／　いいえ

2　検査結果
　1）残存本数　　　本
　2）CPI検査

歯肉の状況

[歯肉出血BOP]
0：健全
1：出血あり
9：除外歯
×：該当歯なし

口腔清掃状況
　1．良好
　2．普通
　3．不良

歯石の付着
　1．なし
　2．軽度（点状）あり
　3．中等度（帯状）以上あり

BOP
PD
BOP
PD

17または16　　11　　26または27
47または46　　31　　36または37

個人コード（最大値）　　歯肉出血
歯周ポケット

[歯肉出血BOP]
0：健全
1：浅いポケット
2：深いポケット
9：除外歯
×：該当歯なし

3）歯又は義歯の咬合状態
　A．左右ともかみ合ってない
　B．片側だけかみ合っている
　C．左右ともかみ合っている

3　治療方針（・清掃指導　・定期検診　月毎　・除石　・根面清掃　・歯周外科）

4　今までに連絡票を持って歯科医院を受診したことが　　　　ある　／　ない

・受診年月日：平成　　年　　月　　日
・医療機関名：
・医師名：

市の保健事業に役立てる以外絶対に使用しないという説明を理解し，同意する．

本人署名＿＿＿＿＿＿＿＿＿

図2　糖尿病歯科検査指導連絡票

　根拠に基づいた話ができることが大切である．そのためには歯科医師，歯科衛生士は歯周
病と糖尿病の関係の科学的根拠として次の1．〜4．のことを確認しておきたい．

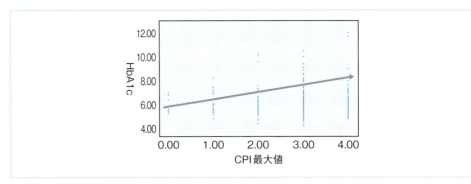

図3 HbA1cと歯周重症度

歯周病と糖尿病の関係の科学的根拠として確認すべきこと

1. **糖尿病と歯周病の発症や進行に影響を及ぼすか？**
   - 1型糖尿病患者では若年者の健常者に比べて歯周病の発症率が高い．
   - 2型糖尿病患者ではHbA1c6.5％以上になると，歯周炎の発症や，歯槽骨吸収の進行のリスクが高まる．
2. **糖尿病治療に歯周病の改善は有効か？**
   - 糖尿病治療により歯周組織の炎症は改善することがある．
3. **歯周病は血糖コントロールに影響するか？**
   - 歯周病は，慢性炎症として血糖コントロールに悪影響を及ぼすことが疫学的に示されている．
   - 歯周炎の重症度が高いほど血糖コントロールが困難になる．
4. **歯周治療が血糖コントロールの改善に有効か？**
   - 2型糖尿病患者では歯周治療により血糖が改善する可能性があり，推奨される．

チェアサイドの勘所 ❶ 糖尿病診療ガイドライン2024より

「歯周病を治療したら，糖尿病がよくなるってほんとう？」と聞かれることがあると思う．糖尿病診療ガイドラインには，歯周基本治療（主としてスケーリング・ルートプレーニング）の術後3，6，12か月後にHbA1cがそれぞれ0.43％，0.3％，0.5％低下することが，統計分析で最も質の高い根拠とされるメタアナリシスで示されている．また，複数の文献を用いたメタアナリシスの結果なども含め総合的にみると，歯周治療によりHbA1cが約0.5％低下することが算出されている．

約0.5％ HbA1cが改善，というのはどの程度の改善なのかわかりにくいが，ある医科の先生によると糖尿病治療薬一剤に相当するとのことである．

2―糖尿病の多職種連携の推進のために

　糖尿病の治療においては，自己管理が最も大切とされている．そのため，医師を中心に多くの職種がそれぞれの立場から生活習慣の改善を指導していくことが必要である．

　ただ病院の中に歯科がないところがほとんどで，糖尿病の多職種連携の中に入っていくためには，歯科医師・歯科衛生士は積極的に，他業種との交流の機会を見つけて参加したり，情報発信したりしなければ，いつまでたっても輪の中に加われないままである．

　たとえば，糖尿病療養指導士という資格がある．徳島の場合，その資格要件として
　①薬剤師，看護師，保健師，助産師，准看護師，管理栄養士，栄養士，臨床検査技師，理学療法士，作業療法士，言語聴覚士，歯科衛生士，臨床工学技士，介護福祉士など医療にかかわる実務経験が3年以上あること．
　②糖尿病患者の療養指導業務に従事した経験が1年以上あること．
などとなっており，糖尿病にかかわる多くの職種が受講しているが，歯科衛生士は症例報告が不要となり試験のみで合格できるようになっても，資格取得者が極めて少ないのが現状である．資格要件はLCDE（地域糖尿病療養指導士）によって異なるが糖尿病予防のための認定歯科衛生士に加えて積極的に参加していただきたいと考えている．

　歯周病と糖尿病の関係については，糖尿病を治療する医師の間でも専門医とそうでない医師では理解に違いがあると聞くことがある．また徳島県の2016年度の歯科保健実態調査を見ても，「歯周病があると糖尿病が悪化することがあることを知っている」人の割合は，57.3％と6年前より約10％増えたが，まだまだ少ないと考えている（**表1**）．そのため，徳島県歯科医師会では，歯周病と糖尿病の関係を知ってもらうことが重要と考え，さまざまな事業を展開している．

1）講演会の実施・参加

　歯科医師会主催，歯科衛生士会主催で歯科医師・歯科衛生士など専門職対象のほか，市民講座も開催している．

　医師会や大学，保健所や市町村，企業の講演会にも歯周病と糖尿病のテーマで講演をしている．

2）糖尿病協会登録歯科医，LCDE講習会の受講推進

3）歯科からの糖尿病未受診者，重症化予防対策

- 糖尿病手帳の記入

　案内ポスターを作成し，歯科医師会会員診療所での糖尿病手帳の確認，記入を促した．

- 歯科医院での血糖値測定

　診療所で血糖値測定を行い，治療の安全を期すとともに，糖尿病未受診者，治療中断者については医科受診を勧める事業を行った（**図4**）．

- 糖尿病に特化した紹介状の作成

　歯科から医科への紹介を積極的に行ってもらおうと，糖尿病患者のための紹介状を

表1 糖尿病と歯周病の関係の認知率
歯周病があると糖尿病が悪化することがあるのを知っている（年齢区分別）

年齢区分	はい(人)	いいえ(人)	計
20歳代	9 50.0%	9 50.0%	18 100.0%
30歳代	17 45.9%	20 54.1%	37 100.0%
40歳代	33 64.7%	18 35.3%	51 100.0%
50歳代	44 65.7%	23 34.3%	67 100.0%
60歳代	96 63.6%	55 36.4%	151 100.0%
70歳代	53 54.6%	44 45.4%	97 100.0%
80歳代	31 42.5%	42 57.5%	73 100.0%
計	283 57.3%	211 42.7%	494 100.0%

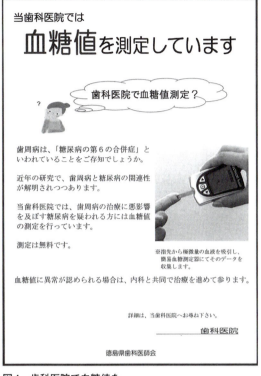

図4 歯科医院で血糖値を

作成し会員診療所に配布した（図5）．

4) 歯科医師会事業での広報

「いきいき健口フェア」と称する歯科医師会主催のイベントで，血糖値測定やリーフレットの配布，ポスター掲示

5) 他団体事業，イベントへの参加

- 小児糖尿病サマーキャンプで口腔内診査，ミニ講演
- 糖尿病フォーラムで日本歯科医師会作成の生活歯援プログラムと唾液中のヘモグロビンやLDHを用いた検査による歯周病スクリーニング，歯科相談

糖尿病関連事業，イベントにはできる限り参加している．

6) 糖尿病患者の歯周病治療ガイドラインの作成

糖尿病患者の歯科治療に関して，不安を感じている以下の先生もいる．すべての歯科診療所で糖尿病患者の歯科治療を安心，安全に行うために小冊子を徳島大学成石先生に作成していただき医科歯科連携講習会で配布，歯科医師会全員に送付した．

7) デンタルパスポート作成

糖尿病手帳を持っているにもかかわらず歯科治療時に提示されない人もいる．ま

診療情報提供書（歯科→医科）

＿＿＿＿＿＿＿＿＿＿ 病院　医院　診療所

担当医 ＿＿＿＿＿＿＿＿＿＿ 先生　御机下

平成　　年　　月　　日

患者氏名　　　　　　　　　　　　　　　　　　　　　　　　性別　男 ・ 女

生年月日　　明 ・ 大 ・ 昭 ・ 平　　　　年　　　月　　　日（　　　歳）

患者住所

電話番号

[紹介目的]
□　糖尿病（耐糖能異常）の疑い
□　その他（　　　　　　　　　　　　　　　　　　　　　　　　　）

御高診の程　よろしくお願いいたします

[紹介理由]
□　歯周病の病態、進行度から、全身疾患との関連が疑われる
□　その他（　　　　　　　　　　　　　　　　　　　　　　　　　）

図5　歯科から医科へ
糖尿病に特化した紹介状

た，現在はずいぶんと改善されているが，歯科に関する記述が少ないということもあり，歯周病と糖尿病の連携のための手帳を作成した．血糖値と口腔内の状態（PCR）を記入し，変化が一目でわかるようにして，定期的なメンテナンスの継続を促す工夫や，生活習慣改善のための目標を立て記入するなど，糖尿病，歯周病に大切な自己管理を支援する内容とし，歯科医院，イベント時に配布している（**図6**, **7**）．

3 ─ 糖尿病予防のために歯科医院で保健指導をしよう

糖尿病予防のための連携構築には，周知・広報活動に加えて効果実証が必要である．

だからといって，歯科医院で歯周病治療による血糖値の改善効果について患者のデータを取り解析するのは現実的には無理である．

しかしながら，歯周病の治療以外にもしっかり噛める口腔内の構築や，歯周病と糖尿病の関係について伝えること，生活習慣の改善について支援することなど，歯科医院でできることはたくさんある．たとえば「よく噛む」ことはメタボ予防，高血糖，高血圧の予防にもつながり，歯科医院でも行いやすい保健指導の1つである．歯周病のメインテナンス時に糖尿病を意識した保健指導を行うことで，自己管理の支援となり，歯周病，糖尿病，ともに改善することが期待できる．患者が歯科医院での治療，保健指導の効果を実感してくれるようにすること，またそのような患者が多数となれば，1つの効果実証であり，患者の口コミは医科歯科連携を進める力強い後押しになると考えている．

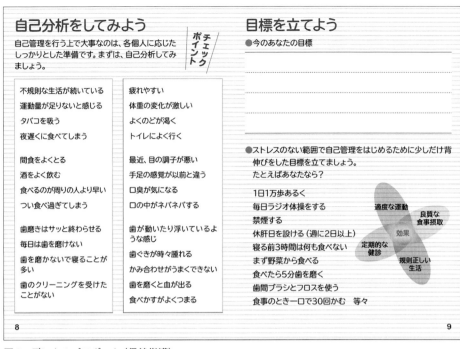

図6 デンタルパスポート（保健指導）

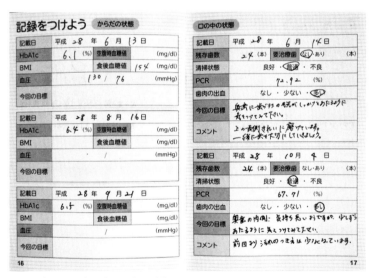

図7 デンタルパスポート（記入例）

文献

1) 日本糖尿病学会編：糖尿病診療ガイドライン2016．第2版，南江堂，東京，2016，291-296．
2) 村田昌弘，久米通仁，土肥幹也：糖尿病対策における徳島県歯科医師会一支部の取り組み，歯周病と糖尿病の疫学的調査研究結果．口衛学誌，58(4)：396，2008．

（岡本好史）

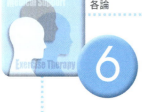

各論

6 地域医療における糖尿病予防―❷
歯周基本治療による炎症消退を介して劇的に改善した2型糖尿病の一例

　糖尿病外来には，糖代謝異常の段階にある未病者は定期通院していないため，歯周基本治療が糖尿病の発症を未然に防ぐことができるかどうかを検証することは極めて難しい．ここでは，初期歯周基本治療を契機として，わずか1か月後に劇的な改善を示した2型糖尿病の症例を通して，歯科衛生士が糖尿病の改善と予防に大きく貢献できることを紹介する．

 ## 1―歯周病と糖尿病は炎症を通してつながる

　歯周病と糖尿病は，まったく異なる疾患に見えるが，その病態は極めて似通っている．**歯周病は歯周組織における細菌感染症**であり，慢性的な微小炎症により歯周組織を破壊する（**歯周組織炎**）．これに対して，**糖尿病では過食により肥大化した脂肪細胞の周囲にマクロファージなどの免疫細胞が集積し**，慢性的微小炎症をもたらす（**脂肪組織炎**）．そして，これらの微小炎症の場からは**炎症性サイトカインが分泌され，インスリン抵抗性の増大を通じて，血糖上昇**をもたらす．すなわち，歯周病と糖尿病は"慢性微小炎症という同じ病態"を通してつながっているのである．

　インフルエンザや感冒などは，高熱をきたす大きな炎症であるが，通常は数日から1週間で治まる．これに対して，歯周病は発熱のない小さな炎症ではあるが，数年〜十年以上にわたり慢性的に持続する点が重要である．このため，糖代謝にとってはより大きな脅威となる．そして，**歯周病による慢性微小炎症を消退させることができれば，糖代謝は大きく改善**する．

　筆者が実際に経験した臨床症例を呈示する．

 ## 2―歯周基本治療により劇的に改善した2型糖尿病の患者

症例紹介

患者：42歳男性．
基礎疾患：糖尿病，関節リウマチ

　糖尿病と関節リウマチの治療のため，34歳から大学病院に通院していた．39歳の時にHbA1cが11.4％まで悪化したため，糖尿病内科外来で**インスリン強化療法**（1日4回

の皮下注射）が導入されている．その後，HbA1cは6.2％まで改善したが，次第に増悪し，HbA1c 10%台が続いたため，糖尿病内科に入院した．

1 治療経過

入院当日，研修医が行った問診から「**毎朝歯茎からの出血で枕が赤く染まる**」ことが判明．翌日，歯科口腔外科を紹介したところ，**重度の歯周病**が認められたため，**上顎と下顎の2回に分けて，歯科衛生士による歯周基本治療**が実施された．

入院当初は，インスリン頻回注射を行い，厳しい食事制限を行っていたにもかかわらず，血糖日内変動は200〜300mg/dLで推移していた．ところが，2回の歯周基本治療を契機として，血糖値が急速に改善しはじめたため，インスリン投与量を速やかに減量．入院12日目にインスリンは不要となり，内服薬一剤のみで退院した（**図1**）．

退院後の変化は，さらに驚くべきものであった．わずか1か月間で，HbA1cは10.5％から7.8％まで改善し*，体内の炎症状態を現すCRP（C Reactive Protein：C反応性タンパク）は，入院時の0.35mg/dLから0.16mg/dLまで半減していた（**表1**）**．

以上より，**歯周基本治療により慢性微小炎症が消退した結果，インスリン抵抗性が減弱し，高血糖が改善した**と考えられる．

白状すると，本症例の外来主治医は筆者である．当時は，患者の口腔内を観察しても扁桃以外に興味はなく「視れども見えず」の状態にあった．しかも，入院前の外来では「患者のために」との思いで，最強のインスリン療法を選択していたものの，治療費は管理料も

---

* 糖尿病治療による1か月間のHbA1c低下は，良くて1％程度であり，本症例のようにインスリンを中止したうえで3％近くも改善することは珍しい

** 現在，CRPの基準値は「0.3mg/dL以下」とされているため，ほとんどの医療従事者は1mg/dL未満のCRPを無視している．これからは歯科の世界から，CRP 0.3mg/dL以下の慢性微小炎症の恐ろしさと炎症消退の重要性を医科に向けて発信していく必要がある．

チェアサイドの勘所❶

チェアサイドでの指導においては"患者の目に浮かぶような説明"がポイントとなる．たとえば，"歯周病による慢性微小炎症の恐ろしさ"は次のように説明するとよい．

「○○さんはインフルエンザで高熱が出たら，すぐにお医者さんに行かれますよね？けれど，歯周病はインフルエンザのような高熱が出ないので，多くの日本人は歯が痛くならなければ歯科医院を受診しません．でも，思い出してみてください．体調が悪い時に，"**歯が浮く**"ような感じがしますよね．あれは，○○さんの歯の周りで**バイ菌が大騒ぎして，免疫軍団との間で戦争が起きている状態**なのです．熱が出るほどの大火事ではなく，**煙が出るだけの小さなボヤ**なのですが，このボヤはたちが悪いことに，放っておくと何年もず〜〜っと歯の周りで続きます．**長い長い戦争が続くと，歯を支える顎の骨まで破壊されてしまい**，足元を失った歯は1本，また1本と抜けていくのです…」

チェアサイドの勘所❷

CRPという検査は，これまで歯科界では馴染みが薄い存在であったが，2018年に発表された歯周炎新分類にCRPが登場した（p.2参照）ことからもわかる通り，これからの歯科医療は**患者のCRP値を把握したうえで歯周治療の方針を判断し経過を評価する**ことになるだろう（CRPの詳細については西田，2017[1]を参照）．

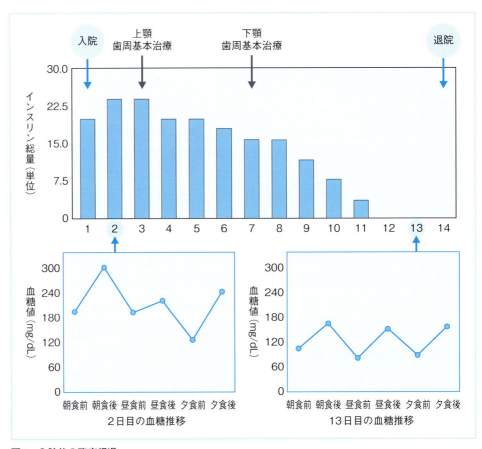

図1 入院後の臨床経過
歯周基本治療を契機として血糖値は劇的に改善し，12日目にインスリンは不要となった

表1 退院後の変化

	入院日	退院1か月後
HbA1c (%)	10.5%	7.8% (△2.7)
CRP (mg/dL)	0.35	0.16 (△0.19)
治療費 （自己負担＋保険負担）	インスリン 25,400円	内服薬 582円（1/50）

CRPの低下と連動するようにHbA1cが改善している

含めると毎月25,000円以上に及んでいた．適切な歯周治療を受けた後の薬剤費は，毎月500円少々と約1/50になり，当時の筆者は深く反省したものである．以来，外来では患者の口腔内を努めて観察するようになった．

　本症例は，体の中でくすぶっている"慢性炎症"を見つけだし，その火種を解除しなければ，**最強といわれるインスリン療法をもってしても，内科医は歯周炎によるインスリン抵抗性に打ち勝てない**ことを教えている．

チェアサイドの勘所❸

本症例のように，歯周基本治療を契機として，"**体内の炎症所見やHbA1cが改善**"している症例は，全国の歯科外来で日々生まれているはずである．しかし，一般歯科での血液検査は実施が難しいために，ほとんどの歯科衛生士は自分達の仕事が，口腔だけでなく全身の健康に大きく貢献していることに気づいていない．

総論①で紹介した"**診療情報等連携共有料**"は，まさにこの問題を解決するために厚生労働省が編み出した，画期的な診療報酬である．ぜひとも，診療情報等連携共有料を積極的に活用し，**歯周治療前後の患者の血液検査と処方内容の変化**を追ってほしい．

そうすれば，歯周治療による炎症消退がもたらす真の力を，日本全国の歯科衛生士が実感できることだろう．

3―歯周治療は糖尿病内服薬一剤に匹敵する

歯周炎新分類のグレード表には「最も進行速度の速いグレードCのCRPは0.31 mg/dL以上」と記載されている（p.2参照）．本症例の入院時におけるCRPは0.35 mg/dLであったが，筆者の臨床経験によれば，**進行した歯周病を有している糖尿病患者のCRPは0.2～0.3 mg/dL**を示す．

広島県歯科医師会が100周年記念事業として，広島大学と共同で実施したヒロシマ・スタディによれば，歯周病患者のうちCRPが上昇している群の平均値は0.19 mg/dLであった．歯周治療後，CRPは0.06 mg/dLまで低下し，HbA1cは治療前の7.4％から6.9％まで改善したことが報告されている[2]．

すなわち，**歯周治療によりCRPが0.13 mg/dL低下すると，HbA1cは0.5％改善**したことになる．**糖尿病の内服薬一剤によるHbA1c改善は0.6％前後**であることを考慮すると，"**歯周治療には糖尿病の飲み薬一剤に匹敵する力がある**"といえるだろう．

4―歯周治療は糖尿病の発症を予防できるか？

九州大学が福岡県久山町で実施している世界的疫学調査"ヒサヤマ・スタディ"は，厳格で精緻な研究により，驚くべき事実を明らかにしている．

久山町住民の高感度CRPと5年間にわたる糖尿病累積発症率の関係を調べたところ，**CRPが高い場合（男性：0.08 mg/dL以上，女性：0.06 mg/dL以上），糖尿病の発症が3倍に増える**ことが明らかになった[3]．

0.1 mg/dL未満という極軽微な炎症が糖尿病を誘発する事実，そしてヒロシマ・スタディで明らかになった**歯周治療でCRPは0.13 mg/dL低下する**ことを重ね合わせると，歯周治療がもたらす炎症消退の恩恵により，糖尿病の発症を予防できる可能性は極めて高いと筆者は考えている．

チェアサイドの勘所 ❹

糖尿病で薬を飲んでいる患者は，誰もが「1つでも薬を減らしたい」と願っている．糖尿病治療中の歯周病患者に対しては，チェアサイドで次のように声をかけてあげてほしい．

「○○さんは，糖尿病の薬を飲まれているのですか？お薬は1つでも減らしたいものですよね．実は，歯周病が良くなると血糖値も良くなるんです．ご存じでしたか？糖尿病と歯周病はコインの裏表とよばれるぐらい，とっても関係が深い病気なんです．○○さんのお口がピカピカになれば，きっと血糖値が下がって，お薬も減ると思いますよ！一緒に，頑張りましょうね．」

外来では，"そのうち歯が抜けてしまいますよ"という後ろ向きの言葉ではなく，このような**前向きな言葉がけ**が大切である．前向きな言葉こそが，患者に勇気づけを行い，行動変容をもたらすことを，筆者は日々実感している．

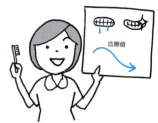

5―健康な味覚が回復すると偏食が正された

先程の症例が退院して数か月後，外来で患者が語った言葉を，筆者はいまでもよく覚えている．「先生，歯周病を治療してもらったら，ご飯がすごくおいしくなった．入院する前は，やたらと脂っこいものや，甘いもの，味が濃いものばかりが欲しかったけれど，歯がよくなるとご飯や野菜，納豆のおいしさがわかるようになった．すると自然に痩せてきて，不思議と体も動かしたくなってきた．最近，フットサルもはじめたよ！」

歯科衛生士による専門的口腔ケアは，慢性歯周炎を消退させることで高血糖を改善するだけではなく，"**味覚の正常化を通して偏食を改め，患者を正しい食生活へと導ける**"ことに，筆者はこのときはじめて気づくことができた．

6―歯科的視点を医科の栄養指導に還元する

糖尿病患者は，**義歯不適合や動揺歯による痛み**があるとき，**臼歯の喪失による咀嚼不良**がある時，**軟らかく食べやすい，果物やアイスクリーム，麺類などを好んで摂取する**（**軟食化**）傾向がある．結果として，300 mg/dLを超える高血糖をきたすことは，糖尿病外来ではよくみられる光景である．

そして本症例のように，**糖尿病や歯周病の影響による味覚障害**が存在するとき，患者は**無意識のうちに偏食**に陥ってしまう．歯科にとっては常識ともいえる視点だが，医療従事者はこれらの原因に気づくことなく，"軟食や偏食"という結果だけを問題視し，このような食生活をしている患者を頭ごなしに叱ってしまうのである．

糖尿病の栄養指導は「バランスがとれた栄養素を含む食事を適正なエネルギー量で摂取する」ことを目標にしているが，これはあくまでも"健康な味覚と咀嚼"があって，はじめ

て成り立つ考えである．

　これからの栄養指導では，まず最初に咬合や味覚の機能を評価し，障害されている場合はただちに歯科を紹介する姿勢，すなわち"**医科歯科栄養連携**"が求められるようになるだろう．このとき，糖尿病予防認定歯科衛生士は医科と栄養の架け橋として活躍できるはずである．

チェアサイドの勘所❺

　医科で実施されている栄養指導において，最初に患者の口腔内を観察する医師や管理栄養士は，ほとんどいない．医学科や栄養学科において，口腔に関する十分な教育を受けていないためである．

　その結果，臼歯をすべて失っている患者に毎日350グラムの野菜摂取を強制したり，義歯不適合により疼痛や脱離が起きている患者に一口30回の咀嚼を勧めるようなことが，当たり前のように起きている．これは栄養指導というより，もはや"栄養ハラスメント"といえるだろう．

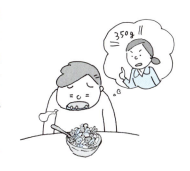

　患者と医療従事者を本来の栄養指導へと導くため，いまこそ歯科の智慧が必要とされているのである．

参考文献
1) 西田亙：内科医から伝えたい歯科医院に知ってほしい糖尿病のこと．医歯薬出版，東京，2017．
2) Munenaga Y et al.：Improvement of glycated hemoglobin in Japanese subjects with type2 diabetes by resolution of periodontal inflammation using adjunct topical antibiotics：results from the Hiroshima Study．Diabetes Res Clin Pract 100（1）：53, 2013.
3) Doi Y et al.：Elevated C-reactive protein is a predictor of the development of diabetes in a general Japanese population：the Hisayama Study．Diabetes Care 28：2497, 2005.

（西田　亙）

事例・演習

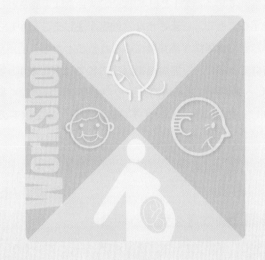

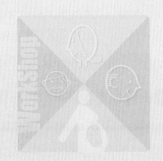

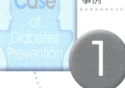

事例

1 歯科衛生士による糖尿病予防の事例
専門病院における多職種連携

社会医療法人川島会（以下川島会）は，川島病院の他，6つの透析サテライトクリニック等を有し，透析療法を初めとし，糖尿病治療，がん治療など幅広い分野の治療を各科専門医が連携して行っている．

糖尿病は，「インスリンの作用が十分でないためブドウ糖が有効に使われずに血糖値が普段より高くなっている状態」と日本糖尿病学会では定義されている．この高血糖状態が長期間持続することで，さまざまな合併症が生じることが知られているが，口腔領域では，糖尿病患者に歯周病が高頻度にみられることから，歯周病も糖尿病の併存疾患の1つと認識されている[1]．川島病院糖尿病内科では「糖尿病の早期診断から合併症まで」をモットーに，多職種による専門スタッフが患者に無理なく継続可能な治療を提供できるよう心がけ，血糖コントロール不良の患者を対象に以下のような糖尿病教育を行っている．

■ 通院しながら糖尿病教育を受ける場合

医師は患者に対し，歯科治療（主に歯周治療）を行っているか，かかりつけ歯科医があるかなどを聞き取り，歯科受診が必要と判断した場合，歯科へ紹介する．その際に，独自に作成した歯科受診案内する用紙を活用している（図1）．

かかりつけ歯科医がある場合は，糖尿病連携手帳（図2，p.142も参照）に必要事項を記載するよう説明し，他の医療機関との連携ツールの1つとして活用している．

■ 入院して糖尿病教育を受ける場合

入院初日に，病棟で糖尿病カンファレンスを実施する．このカンファレンスには看護師，薬剤師，臨床検査技師，管理栄養士，理学療法士，歯科衛生士らが参加し，担当医から患者の病歴，現状，個々に合わせた教育目標（目標体重の設定，運動の習慣化，食事内容の見直し，インスリン療法など）を話し合う．

入院中に歯科受診もさせて，歯科医師や歯科衛生士は糖尿病と歯周病の関係について説明し，どの程度病識について理解しているか確認する．

かかりつけ歯科がある場合でも「痛いときだけ行く」といった不定期受診の患者も少なくない．その場合は，歯周病のチェックやセルフケアについて説明し，同意を得て歯周検査や保健指導を行っている．

糖尿病教育を受けられる患者様へ ～歯科受診について～

糖尿病と併存しやすい疾患として歯周病があります。

歯周病は歯を支えている骨（歯槽骨）が細菌感染によって破壊されていく病気です。初期は自覚症状に乏しく進行していくと歯を喪失してしまう可能性があります。糖尿病の人は歯周病になるリスクが高く、血糖コントロールが悪いと歯周病も重症化しやすくなります。

歯周病を早期に治療しコントロールすることで健康なお口を維持することができます。

糖尿病の管理をするうえでも口腔内の状態を把握する必要があります。

かかりつけ歯科があって口腔内の状態と治療状況が分かる場合は、当院でも状況を把握したいので、糖尿病連携手帳に記入していただきたく思います。

最近かかりつけ歯科への通院が遠のいている方、歯科にかかっていない方は、当院の糖尿病教育の間に、当院歯科を受診していただき歯周病の有無・程度を診察してもらってください。

また、かかりつけ歯科で治療中の方でも、糖尿病教育中に口腔保健指導を受けられる方は、当院歯科で受診が必要となります。

<u>＊＊歯科受診には別途診療費が必要になります。</u>

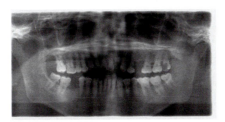

検査例）パノラマレントゲン写真

この用紙を持って、歯科診察受付 で歯科予約をとってください。

診察内容、診療費等の詳細は歯科より説明を受けてください。

社会医療法人川島会川島病院　歯科・歯科口腔外科

図1　歯科受診案内

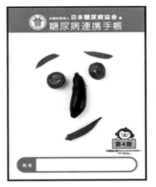 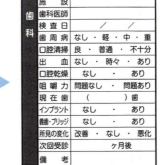

図2　日本糖尿病協会から発行されている糖尿病連携手帳と歯科記入欄

目標	コントロール目標値[注4]		
	血糖正常化を 目指す際の目標[注1]	合併症予防 のための目標[注2]	治療強化が 困難な際の目標[注3]
HbA1c（%）	6.0未満	7.0未満	8.0未満

治療目標は年齢，罹病期間，臓器障害，低血糖の危険性，サポート体制などを考慮して個別に設定する．

注1） 適切な食事療法や運動療法だけで達成可能な場合，または薬物療法中でも低血糖などの副作用なく達成可能な場合の目標とする．
注2） 合併症予防の観点からHbA1cの目標値を7%未満とする．対応する血糖値としては，空腹時血糖値130mg/dL未満，食事2時間血糖値180mg/dL未満をおおよその目安とする．
注3） 低血糖などの副作用，その他の理由で治療の強化が難しい場合の目標とする．
注4） いずれも成人に対しての目標値であり，また妊婦例は除くものとする．

図3　血糖コントロールのための目標値
※65歳以上の高齢者は「高齢者糖尿病の血糖コントロール目標」を参照
（日本糖尿病学会，2022[2]より）

　糖尿病患者の歯科治療において血糖コントロールは重要である．血糖コントロールの指標の1つがHbA1cである．HbA1cは，過去1〜2か月前の血糖値を反映しているため，食事や運動などによる血糖値の短期間の変動の影響を受けにくい．糖尿病患者の合併症予防のための目標値としてHbA1c 7.0%未満が推奨されている（図3）[2]が，これは，歯科治療を行ううえでも参考にしてもよいと考える[1]．
　長期にわたり，口腔健康管理を行っている1症例を紹介する．

症例紹介

歯科初診時

患　者：61歳

服薬状況：イニシンク配合錠，ジャディアンス錠，メインテート錠，ミカムロ配合錠AP

主　訴：上の歯が欠けている．2〜3年前から歯茎から出血する．

　この患者は55歳で2型糖尿病と診断されて以降，糖尿病内科を受診している．

　口腔内の状況は，未処置歯が複数あり（図4），全顎的に歯肉の発赤腫脹（図5）や多量の歯石沈着（図6）を認める．症状があるにもかかわらず歯科を受診していなかったことから口腔リテラシーは低いことがうかがえる．

■ 歯科衛生士のかかわり

　糖尿病と歯周病の関係について説明したが，全身と口腔が関係しているとは思わなかったとの返答あり．そこで，歯周検査を実施し歯周病の状態を確認した．また，セルフ

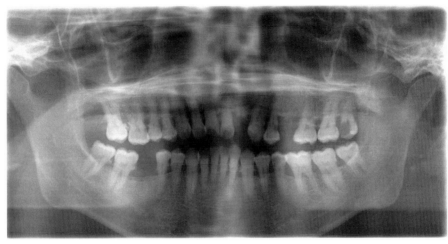

図4 初診時のパノラマレントゲン写真

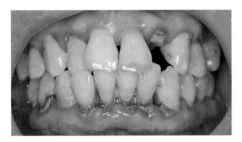

図5 正面からの口腔内写真

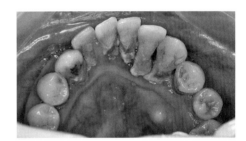

図6 下顎舌側の口腔内写真

ケアの重要性について説明し，日頃のブラッシング方法を確認した．舌・口蓋側も磨くように指導すると「これまで歯の裏側を磨くという考えはなかった」とのことで，以降毎回ブラッシング方法を確認した．患者の意欲が高まっているときはモチベーションを維持できるような指導を心がけ，意欲の低下がみられたときは患者の話を傾聴し，歯科受診を継続してもらえるよう受診の間隔や歯磨きの回数など患者が無理なく続けられる方法を提案した．

6年が経過し，初診時と比較して歯肉の発赤・腫脹は改善された（**図7**）．しかし，来院の度，下顎舌側には歯石の沈着を認めた（**図8**）．セルフケアは決して良好とはいえないが，糖尿病内科の受診に併せて歯科受診も継続できている．糖尿病重症化予防のためにはこのような継続した歯科的介入が重要と考える．

歯科初診時から6年の経過をグラフに示す（**図9**）．

はじめにも述べたように，糖尿病は慢性の高血糖状態が持続することでさまざまな合併症を引き起こすことが知られてる．その中でも，糖尿病の三大合併症といわれる「網膜症，腎症，神経障害」は細小血管障害に分類される．

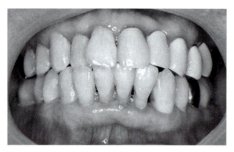

図7 6年後の口腔内（正面）
歯肉の発赤・腫脹の改善

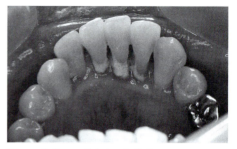

図8 6年後の口腔内（下顎舌側）
歯石の沈着はみられる．

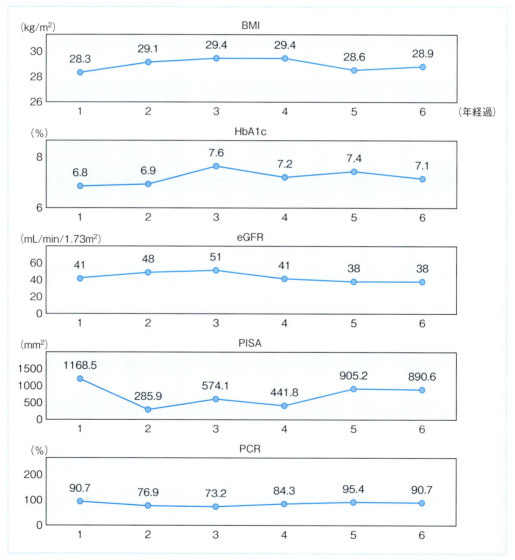

図9 歯科初診時から6年の経過（縦軸は単位，横軸は経過年を示す）

糖尿病の合併症の1つである糖尿病腎症は，腎臓糸球体の血管障害により腎臓の機能とする老廃物のろ過ができなくなることで，タンパク尿が出現し，最終的には透析療法に至る．日本透析医学会によると糖尿病性腎症は透析導入原因の第一位といわれており[3]，川島会では約1,120名が透析療法を受けている．

ここで，症例患者の経過（p.130 **図9**）を振り返る．

この患者は体重のコントロールに苦渋しており，薬物療法でもHbA1c 7%未満を持続することがやや困難となっている．また，腎臓の働きを示す推算糸球体濾過量（以下eGFR）も，正常値の60 mL/min/1.73 m^{2}を下回っている．

歯周治療を開始した当初の歯周炎症表面積（以下PISA）は1,168.5 mm^{2}であったが，SRP終了時にはPISAは285.9 mm^{2}まで改善した．しかし，経過3年目には再びPISAの上昇を認め，歯周病の状態も不安定な推移となっている．

PISAが1 mm^{2}増加するとHbA1cが0.003%上昇する[4]との報告や，PISAの10%の増加はeGFRの3.0%の減少をもたらし，eGFR 10%の減少はPISAの25%の増加をもたらした[5]との報告より，歯周炎の指標であるPISAとHbA1c，PISAとeGFRは双方に関連している．そうであるとすると，血糖コントロール不良の歯周炎患者では腎機能がより低下する可能性があることから，腎症予防のためにも糖尿病患者の歯周治療は重要な役割を果たすと考える．

糖尿病や歯周病はSilent disease（＝沈黙の病気）とよばれ，痛みなどの症状が少ないことが大きな特徴で，治療が始まると継続管理が重要となる．そのため長期にわたる通院を必要とするが，ときに患者の生活の負担になる場合もあり，どのようにかかわっていくかが課題の1つである．その中で歯科衛生士にしかできない支援があるのではないだろうか．患者の思いを傾聴し，患者の生活の質を維持・向上していくためにも健康管理を継続できるよう多職種で情報を共有し連携することが大切である．

文献
1）糖尿病患者における歯周治療ガイドライン2023．
2）日本糖尿病学会編：糖尿病治療ガイド2022-2023，文光堂，2022，34．
3）花房規男ほか：わが国の慢性透析療法の現況（2022年12月31日現在），透析会誌 56（12）：473-536，2023．
4）Nesse W et al. Dose-response relationship between periodontal inflamed surface area and HbA1c in type2 diabetics. J Clin Periodontol, 36：295-300, 2009．
5）Praveen Sharma et al. Oxidative stress links periodontal inflammation and renal function. J Clin Periodontol, 48：357-367, 2021．

（高石和子）

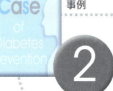

事例 2

歯科衛生士による糖尿病予防の事例
病院歯科における医科歯科連携

当院は療養病床110床，急性期病床54床を配し，一般内科，循環器科，呼吸器科，糖尿病内科，透析，皮膚科，眼科，歯科がある地域中核病院である．糖尿病内科ではその合併症である糖尿病性腎症，糖尿病性網膜症，糖尿病性神経障害，ほかさまざまな合併症，そして歯周病について，院内，院外の他科と連携し患者の全身健康回復維持につとめている．当歯科からも他科への患者紹介をはじめ，糖尿病教育入院患者の歯周病チェック，糖尿病予防教室開催にあたっては多職種連携し患者教育の一端を担っている．ここでは，当院の歯科衛生士が糖尿病患者の歯周病管理にどのようなかかわりをもっているのか，その役割と患者の糖尿病療養に及ぼす影響について解説する．

最初に当院で日常的に行っている医科歯科連携について2症例を紹介する．

症例紹介1　歯科から内科に紹介したところ糖尿病が判明した症例

歯科初診時

- 患　者：59歳女性，身長156cm，体重66kg，BMI 27.1
- 主　訴：右下がグラグラして嚙めない
- 診　断：広汎型慢性歯周炎ステージⅣグレードC
- 砂糖摂取：毎日．孫と一緒に菓子を食べる
- 喫煙習慣：夫が15年前肺がんで死去．その際にタバコの恐ろしさを知り禁煙した
- 飲酒習慣：なし
- 現病歴：なし

以前，歯周病と診断されたことはあるが歯周病は進行が止められない病気と自己判断し，長期間歯科受診していなかった．ほぼ全顎にわたり歯が動揺して嚙めず，食事もほぼ丸呑み状態．歯周精密検査の結果，歯肉に重度の炎症があり，さらに定期的に健康診断を受けていなかったことから，背景に糖尿病を合併している可能性を考え，歯科から内科に紹介したところ，糖尿病が判明した

糖尿病療養状況

- 検査値：HbA1c 8.6％（NGSP），血糖233mg/dL
- 診断名：糖尿病
- 食事療法：1,400kcaL，NaCl≦6g
- 薬物治療：なし

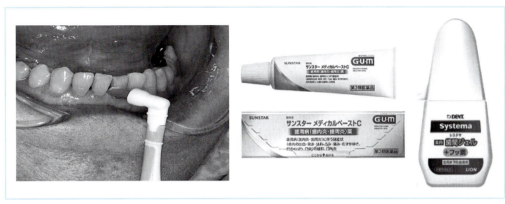

図1 歯周病原細菌殺菌剤（IPMP：イソプロピルメチルフェノール，CPC：塩化セチルピリジニウム）の塗布と製品例

糖尿病合併症：網膜症なし，腎症なし

■ 歯科衛生士の口腔衛生指導

歯周精密検査の結果，PD4mm以上の歯周ポケットが73.5%，出血（BOP）86.3%，歯周炎症表面積（PISA*）1502mm² (p.134 **図2**，p.136 **図6**参照) の重度歯周病であると診断され，頻繁な菓子摂取の習慣があり，健診も受けていないことを歯科医師に報告したところ糖尿病内科に紹介された．糖尿病内科からHbA1c8.6%，血糖233mg/dLという検査結果から糖尿病であると診断されたが，内服薬の拒否があり生活習慣指導・食事指導のみで経過観察となった．歯科初診時，患者は口腔衛生に関心がなく，加齢に伴って歯が抜けていくのは当然と考えていた．咀嚼機能検査（グルコセンサー®）は136mg/dLと低値を示した．バランスの良い食事を摂るためには咬合機能の回復が必要であることを伝え，咬合を支える大切な歯を失ってしまう原因である歯周病の説明をすると同時に，歯周病は改善できる疾患であることをを解説した．この炎症をコントロールするには，プロフェッショナルケア（プロケア）に加え徹底したセルフケアが必須であり，通常のブラッシングに加えて歯周病菌殺菌剤（IPMP：イソプロピルメチルフェノール，CPC：塩化セチルピリジニウム）をポケットに塗り込む方法を指導した（**図1**）．

硬めの歯ブラシで1日3回磨いているということだったが，初診時のPCRは86.8%であった（p.135 **図4**参照）．そこで磨いているつもりでも実際にはきちんと磨けていないことを認識してもらい，PCR20%以下を目標に歯磨き指導を行った．

PCRが改善すると2か月後にはBOPが少なくなり，8か月後（**図2**）には4mm以上の歯周ポケットが23.6%に減少，内科治療も併行して行われる中，歯周組織の炎症面積の減少とHbA1cの改善をみた．（**図3〜5**）

*歯周炎症表面積
Periodontal Inflamed Surface Area：PISA
歯周組織の炎症部の面積を定量的に評価できる．
炎症の程度を医科に示すときPISAを用いる．歯周病を一臓器の慢性炎症巣として客観的にとらえることができる．
*PISAと2型糖尿病患者のHbA1cの間に正の相関がある．
Nesse W, et al. J Clin Periodontol, 36(4)：295-300, 2009

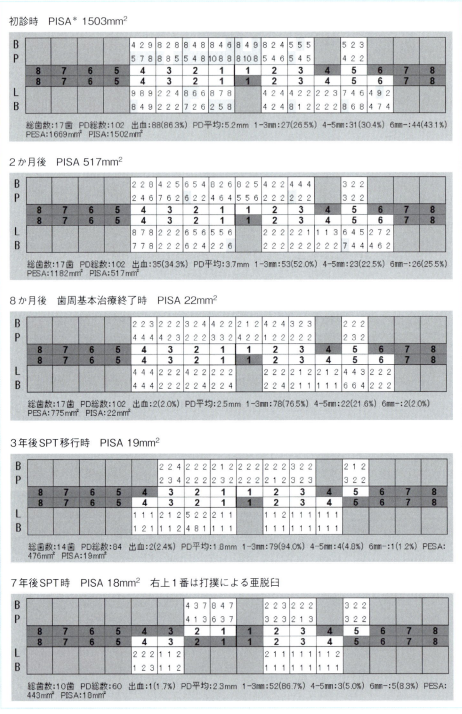

図2 歯周ポケットの推移

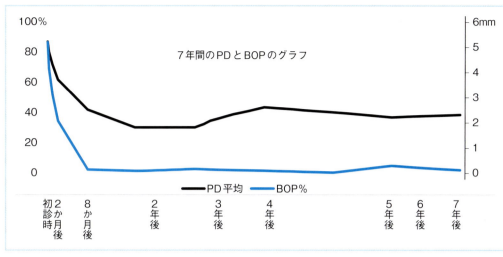

図3 7年間のPDとBOPのグラフ

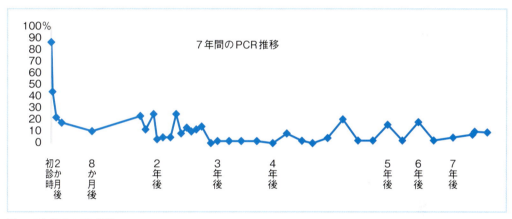

図4 7年間のPCR推移
初診時からSPT中のPCRグラフ．長期にわたり良好な口腔衛生状態の安定がみられる

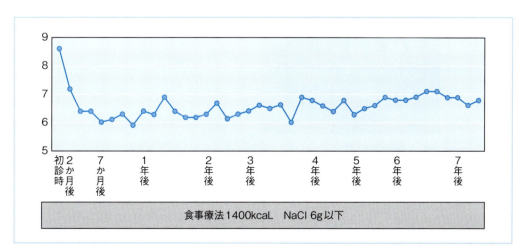

図5 HbA1cの推移
糖尿病治療は食事療法のみ．HbA1cの経緯とPCRのデータの動きが相関している

■ 歯科衛生士による歯周病治療経過

　セルフケアを指導してから一週間後には動揺が軽減し，咀嚼できるようになった．好物にもかかわらずいままで咬み切ることができなかった，とうもろこしや固い梨なども食べられるようになったことで，歯周病管理の効果を実感し，ますます熱心に歯磨きをするようになった．プロケアである歯周病基本治療とセルフケアにより，初診時にはPISAが1502 mm^2（目安：100円玉4個分）であったのが，8か月後には22 mm^{2}と大幅に減少した．さらに，欠損部分には義歯を装着し，スルメを嚙めるまでになり（**図6〜8**），咀嚼機能検査では176 mg/dLと咀嚼機能が改善した．

　7年経過した現在もセルフケアに熱心に取り組み，食を支える歯の大事さを理解しながら血糖コントロールの安定を維持している（**図8**）．現在74歳の患者は，いまもSPTを継続している（初診から15年間）．生涯にわたる口腔健康管理は，食事療法を支え，糖尿病の悪化の予防にもつながっていくと考える．

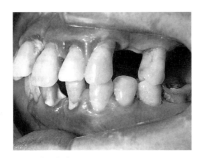

図6　初診時
全体の炎症面積（PISA）は1502 mm^2
（100円玉4枚分）にも及ぶ

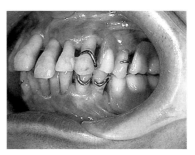

図7　3年後SPT移行時
3年後SPT移行時の炎症面積（PISA）は
19 mm^2

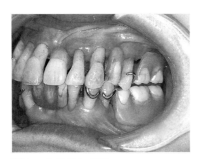

図8　7年後のSPT時
歯周病治療後は炎症面積（PISA）は
18 mm^2，義歯装着

| 症例紹介2 | 内科から歯科へ紹介されてきた糖尿病患者の症例 |

歯科初診時

患者：58歳女性，身長149.5cm，体重45.0kg，BMI20.1

主訴：内科から歯周病のチェックを勧められた

診断：広汎型慢性歯周炎ステージⅢ グレードC

砂糖摂取：毎日甘党の夫とお菓子を食べる

喫煙習慣：1日10本

飲酒：なし

現病歴：糖尿病

20年以上前に糖尿病と診断され治療を受けていたが，コントロール不良のまま約10年前から治療を中断していた．糖尿病であった父親が脳出血で亡くなり，さらに糖尿病の兄が眼底出血を起こし，糖尿病の怖さを実感したのをきっかけに当院糖尿病外来受診した．HbA1c9.6%，血糖256mg/dLと高値であり入院を勧められたが拒否し，食事，運動療法に加えて下記内服薬による外来治療が開始となった．内科医が診察の際に強い口臭に気づき，糖尿病内科から歯科紹介となった．

糖尿病治療状況

検査値：HbA1c 9.6%（NGSP），血糖256mg/dL

診断名：2型糖尿病

食事療法：1,400kcaL NaCl≦6g

薬物療法：グリメピリド2mg（スルホニル尿素薬）

糖尿病合併症：網膜症なし，腎症なし

■ 歯科衛生士の口腔衛生指導

症例2は，内科から歯科紹介時の歯周精密検査では，PD4mm以上のポケット11.3%，出血（BOP）5.4%の中等度歯周病であった．症例1同様に歯周病の原因の説明，口腔衛生指導を行った．歯周病であるということがわかっても，以前通った歯科で歯石をとったときに痛みが強く歯科治療に恐怖を覚えていたため，最初は歯周治療に協力的ではなかった．それでも糖尿病改善と歯周病の関連を理解し，自分の口臭で他人に不快感与えたくないと，歯周病の改善に関心をもちはじめた．治療には禁煙も必要と諭し，禁煙指導も併せて行ったところ，自分の健康のためにと禁煙にも挑戦することになった．

■ 歯周病治療経過

エステティシャンという職業柄か，手先が器用で歯ブラシの使い方はみるみる上達した．ていねいな歯磨きの習慣が定着すると，きれいな歯を汚したくないという心理から，間食しなくなるという行動変容がみられ，間食制限が無理なくできるようになってきた．そしてますますセルフケアが充実した．7か月後にはPCRの改善に伴ってBOPが1.8%に減少した．内科治療と並行して歯周組織の炎症が消退したことに加え，前述の通り食行

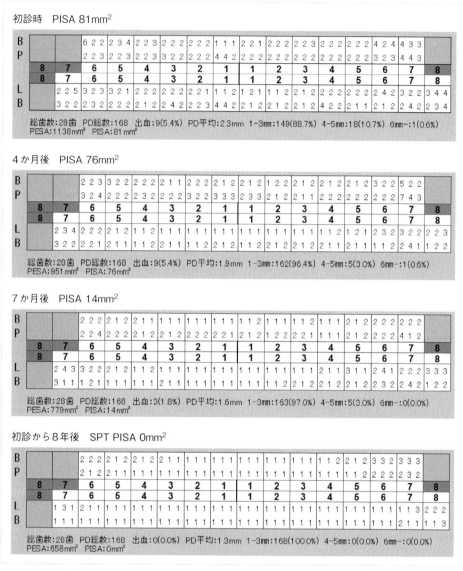

図9 歯周ポケットの推移

動が変化したこともあり，HbA1cは良好にコントロールされるようになった．HbA1cの改善とその安定に口腔衛生が関連していることを実感し，糖尿病内科医に自ら報告するなど，HbA1cの改善がよりいっそう患者の健康回復へのモチベーションを向上させた．HbA1cとPCRのグラフの推移が連動しているのがわかる．（**図9～14**）．

毎回糖尿病連携手帳に歯科からの情報を記載し，糖尿病内科医と患者本人との情報共有に努めた（p.142 **図18**参照）．

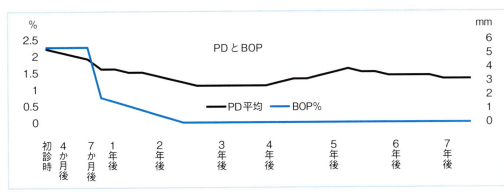

図10　8年間のPDとBOP

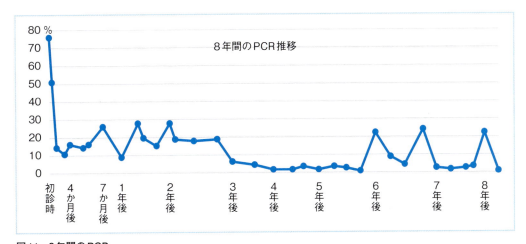

図11　8年間のPCR

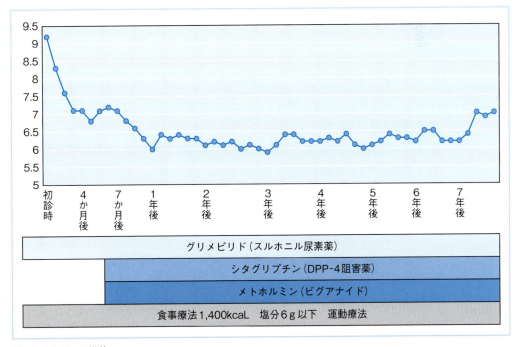

図12　HbA1cの推移

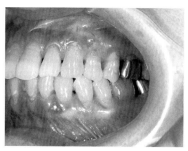

図13 症例2の初診時：中等度の歯周病であり炎症面積（PISA）は81mm²
歯周病が糖尿病に影響することを説明し歯周病予防のための口腔衛生に努めていただいた

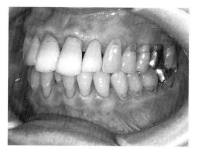

図14 症例2のSPT時
炎症面積（PISA）0mm²であった．
初診から14年間，現在もSPTにて通院中

■ 症例のまとめ

　これらの症例から医科歯科連携が重要であることがわかる．歯科受診をきっかけに，健康診断を受けていない患者に対して生活習慣病の検査を受けるように勧めることによって，自覚症状の出にくい生活習慣病が発見される例も少なくない．逆に，糖尿病内科を受診した際に歯科受診を勧められ，重度の歯周病が発見されるケースも多い．

■ 医科歯科連携の重要性

　糖尿病は免疫力の低下や，背景となる食生活の乱れなどにより，歯周病を悪化させる重大な原因である．逆に，歯周病も糖尿病をはじめ全身状態に影響する．重度歯周病患者の場合は，28本の歯がすべてのポケットが6mmを有していれば，歯周ポケット総面積は100円玉8枚分の大きさにもなる．その面積の歯周ポケットの内壁から歯周病原細菌が毛細血管を通じて全身を駆け巡り，サイトカインなどの炎症物質が全身の健康に悪影響を及ぼす．

　そして歯周病の改善のためには，セルフケアによる良好なプラークコントロールレベルの維持が最も重要であるが，その過程において"歯をきれいに磨いたら，もう歯を汚したくない"と患者自ら間食を制限するなど，「歯磨き」をきっかけに食行動の変容が起こり，食事療法が良好な影響を及ぼすことも多く経験している．

　また，「野菜から先に食べるように」と食事指導されても，歯数の不足や歯列不正で野菜を咀嚼できずに，炭水化物中心の軟食に偏った食事をしている患者によく遭遇する．そのような咀嚼不良に患者自身が気づかないまま，食べられる食品だけ摂取して糖尿病治療を続けている場合も少なくない．その状況に気づけるのも患者に寄り添う歯科衛生士ならではの役割であろう．

　これらのことから歯科衛生士は患者の炎症や咀嚼状況を含む口腔環境と，全身状態を注意深く観察することが重要である．

　当院ではこの2症例に示したような医科歯科連携による治療は日常的に行われており，糖尿病患者に対する歯科治療の重要性が認識されている．当院における連携活動について紹介する．

1 当院の医科歯科連携活動

当院においては，前述の症例で示したような医科歯科双方の患者紹介，糖尿病教育入院パスの中に歯周病検査の導入（図15），歯科では糖尿病教育入院時には口腔衛生習慣，歯数，CPI，PCR，喫煙習慣，歯列不正の有無，咀嚼機能，握力，食習慣，歯周病家族歴などを確認し内科医に報告，また糖尿病予防教室（図16）においては歯科衛生士による「お口からの糖尿病予防」の講座などの連携活動を行っている．

2 糖尿病連携手帳の活用

歯科に来院した患者には，問診票の記入とお薬手帳や日本糖尿病協会作成の「糖尿病連携手帳」の提出（図17）をしてもらい，内科データの確認をし，歯科治療の参考にしている．

「糖尿病連携手帳」には歯科の記入ページがあり，チェック項目ごとに歯科検査結果を記載している（図18）．糖尿病連携手帳を歯科で記入することは，歯周病の状況をかかりつけの内科医に伝えるだけでなく，「糖尿病連携手帳をチェックする歯科医院である」と知らせることにもなり，内科医が患者から口腔に関する相談など受けたときなど患者紹介先の参考になる．

3 歯科衛生士による糖尿病患者の歯周病治療管理

当院では糖尿病患者に対し日本歯周病学会発行の「糖尿病患者に対する歯周病治療ガイドライン2023」「歯周病治療の指針2022」（図19）に沿って，歯科医師，歯科衛生士によるプロケアと患者によるセルフケアの両輪によって患者の健康回復とその維持を図っている．プロケアには歯周精密検査（PCR，BOP，PD，PISA，AL，動揺度，根分岐部病変），口腔内写真撮影，唾液検査，咀嚼機能検査などがあり，その結果をもとに歯科衛生

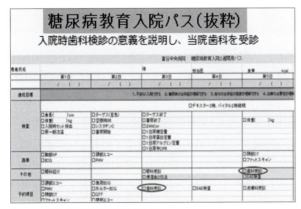

図15　富谷中央病院教育入院パス
歯周病検査が組み込まれている

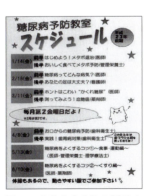

図16　富谷中央病院の糖尿病予防教室
歯科衛生士による「お口からの糖尿病予防」

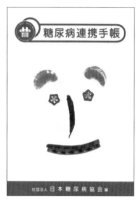

図17　日本糖尿病協会発行
　　　糖尿病連携手帳

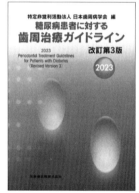
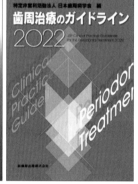

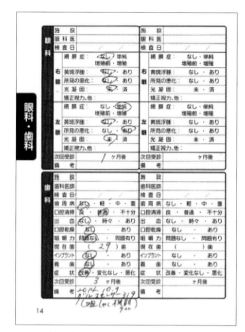

図18　糖尿病連携手帳の眼科・歯科記入欄

図19　日本歯周病学会発行
　　　歯周治療の指針2023
　　　糖尿病患者に対する歯周病治療ガイドライン2022

　士は治療計画SOAPを作成し，計画に従い口腔衛生指導，TBI，スケーリング，SRPなどの歯周基本治療を行っていき，病状が安定したらSPTもしくはメインテナンスに移行し，歯周病が後戻りしないように観察し，継続する．

　当院では歯周検査から生活習慣や全身疾患の検査データを歯周検査ソフトで管理している．PISAや歯周病と全身疾患，生活習慣などはレーダーチャートに表すことで患者さんにも医科にもわかりやすく，長期経過も観察できる．

　歯周病の炎症はインスリン抵抗性を惹起し，また歯の動揺や歯列不正による咀嚼不良は食後高血糖を誘発し，糖尿病の悪化の要因になることを口腔衛生指導において，患者にわかりやすく説明する．

　口腔衛生の改善と歯周基本治療でPISAが減少することによって，インスリン抵抗性の改善をみる．また，歯の動揺が治まり咀嚼機能が回復すると，いままで噛めなかった食物がしっかり噛めるようになる．当然のことながら，それは食事内容にも変化をもたらし，食後高血糖値も抑制され血糖コントロールの改善をみる場合もある．血糖コントロールはその指標であるHbA1cの改善で糖尿病の進展や合併症の抑制にもつながることが示唆されている（**図21**）．

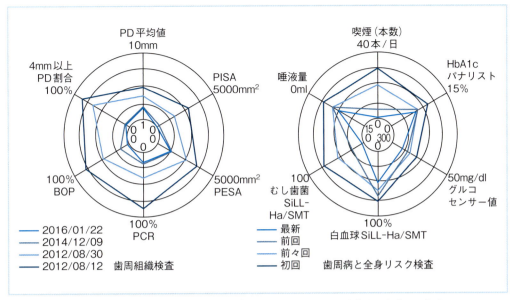

図20 歯周組織検査とその他全身疾患などの検査データをチャート表示し変化を可視化して伝える（ペリオナビ　医科歯科連携レポート）

当院では歯周検査から生活習慣や全身疾患の検査データを歯周検査ソフトで管理している．PISAや歯周病と全身疾患，生活習慣などはレーダーチャートに表すことで患者さんにも医科にも解りやすく，長期経過も観察できる

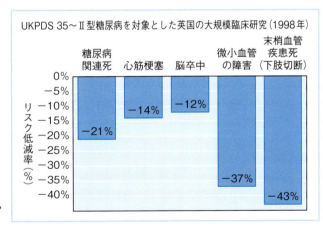

図21 HbA1c 1%改善の効果，合併症進展の抑制

　以上のように，歯科衛生士は患者の歯周病の状態のみならず，口腔機能状態によって影響を受ける栄養摂取状況など，生活背景を含めた口腔健康管理を提案し，医科歯科連携を図ることによって糖尿病療養の一端を担っている．

（中澤正絵）

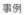

事例

3 歯科衛生士による糖尿病予防の事例
糖尿病患者に対する口腔健康管理

　口腔健康管理によって糖尿病を予防するためには，患者自身が糖尿病と歯周病との関係を理解し，歯周治療の意義を認識することが必要である．そして，患者が自主的に日々の歯周病予防に取り組み，糖尿病によるリスクを補うために歯科医院でのプロフェッショナルケア（プロケア）を利用するという，患者と歯科衛生士との継続的な協力体制が口腔健康管理において非常に重要であると考えている．しかし実際の臨床においては，長期的なメインテナンス中での患者のモチベーションの低下や健康上の理由から口腔健康管理が中断されることもある．

　本項では，日々の臨床において行っている各患者に合わせたコンサルト方法，リスクパートの共有および実践方法について解説し，糖尿病患者に対する歯科衛生士としてのかかわり方について説明する．

1 気質分類を利用したコンサルト方法

　初診時に患者と向き合う際，口腔内診査やコンサルトを行う前に，患者の気質（性格）を理解しておくと，こちらの説明が患者に十分理解されやすい．

　気質分類の方法は多種あるが，気質の把握が容易であり，コンサルト方法に直結することから「DISC理論[1]」を利用している．「DISC理論」とは，1928年にWilliam Marston博士によって提唱された方法であり，ビジネスの分野でよく使用されている．気質や行動傾向をもとに4分類し，どのようにコミュニケーションを図っていけばよいかをまとめたものになっている（**図1**）．

　　1）主導タイプ（D：Dominance）：自ら即決断し実践するタイプ．結果をすぐ求める傾向がある．
　　2）感化タイプ（I：Influence）：テンポが速く，即行動に移すタイプ．新しいもの好きで，承認欲求が強い．
　　3）安定タイプ（S：Steadiness）：安定志向で，よく考えてから答えを出すタイプ．新しいことへのチャレンジや変化は苦手である．
　　4）慎重タイプ（C：Conscientiousness）：冷静沈着，論理的で，プロセス重視のタイプ．細かいことが気になる．

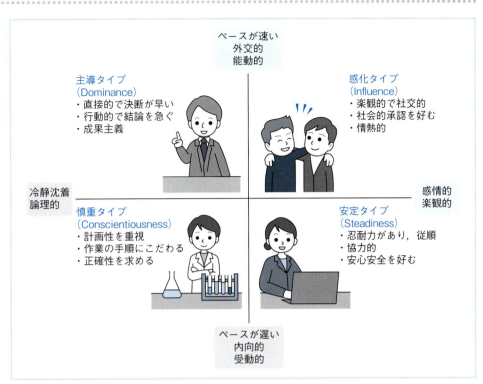

図1 DISC理論に基づいた気質分類

　以上を理解し，問診時に患者がどのタイプに属するのか大まかに把握し，各タイプに合わせたコンサルトを行う．主導タイプの場合，結論から，簡潔な内容の資料で明瞭かつスピーディーに糖尿病と歯周病の関係を説明し，押しつけにならないように心がける．感化タイプの場合は，イメージでとらえてもらうよう意識し，テンポよく説明する．安定タイプの場合には，さらにイラストの数を増やし，ゆっくりと詳細に，わかりやすく説明する．慎重タイプの場合では，データを用いて理論的に説明し，質問を受けながら進めるように心がける（**図2**）．

2 リスク部位の共有

　患者にリスク部位を理解してもらう際，リーフレット（**図3**）やスライドを用いて，歯周病および歯周治療や予防方法を説明する．その際，「歯周病は身近な疾患で自分ごとである」ことを実感してもらうために，患者自身のエックス線画像や口腔内写真を活用して，リスク部位を説明する．

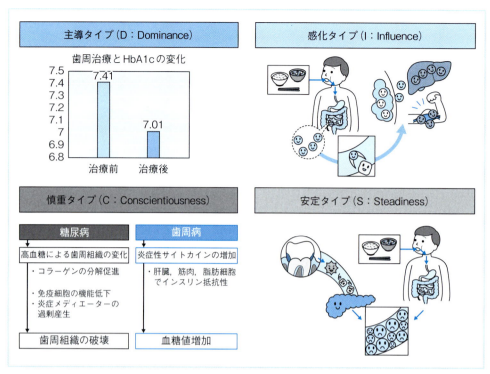

図2 タイプ別のコンサルト資料（Munenaga Y, 2013[1], 改変）

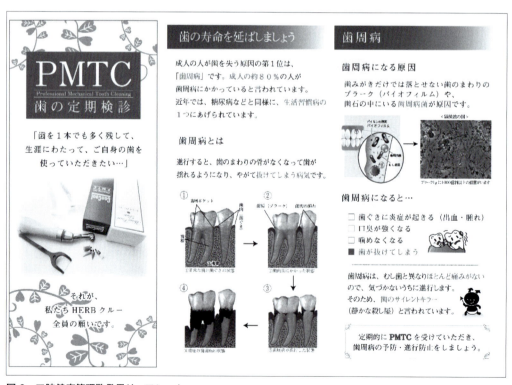

図3 口腔健康管理啓発用リーフレット

3 実践方法

1. 口腔健康管理計画の立案

　口腔内診査結果と患者の気質タイプを考慮して，個人に合った歯周病予防のためのプロケア，セルフケアの計画を主治医とともに立案する．

2. プロケア

　プロケアを実施するうえで重要なことは，施術前に検査方法や使用器具・機材を説明し，その目的を明確に伝えておくことである．患者は何のためにする必要があるのかを知ることで，安心して施術を受けることができるとともに，治療へのモチベーション維持につなげることもできる．歯周病検査後，歯周病管理ソフトを用いて，プロービングデプス，プロービング時の出血(以下，BOP)，動揺度等の説明を行い，現状のリスク部位がどこなのかを再確認してもらう．このように検査結果を理解してもらうことによって，患者と歯科衛生士の二人三脚での口腔健康管理が可能になると考えている．また，リコール時の検査結果は，リスク部位の変化を知ることができるとともに，前回のリコールからのセルフケアの成果を評価することが可能になり，リコールの中断を防ぐことにもなる．歯科衛生士業務記録には，施術スタイル・リスク部位・TBIの内容・施術内容・コンサルト内容，患者の反応などを詳しく記載する．また，全身状態の変化(糖尿病患者であれば，現在のHbA1c値，血糖値等)や日常生活で起こったことなども記録する．そうすることで，口腔内所見だけにとらわれない，患者の背景を考慮した指導が可能になり，モチベーションの向上にもつながる．

3. セルフケア

　セルフケアについては，歯周組織検査と口腔衛生状態(プラークコントロール)等を考慮して，リスク部位に応じたTBIを行う．基本的には歯ブラシを使用するが，特に糖尿病患者に対しては，リスクを軽減するために歯間ブラシなどの補助清掃用具を勧めている．歯間部のプラーク除去率に関して，歯ブラシのみでは約61.2%，歯間ブラシを併用すると84.9%であったとの報告もあり[2]，易感染性に陥りやすい糖尿病患者には必須のアイテムであると考えている．

症例紹介1

患　者：60歳男性
初　診：2011年11月
主　訴：口腔内の精査，歯周治療希望
既往歴：2011年2月頃，2型糖尿病と診断され，インスリン療法を受けており，2011年9月時の糖尿病検査結果では，HbA1c：8.2%，空腹時血糖値：176mg/dLであった．飲酒，喫煙歴はなかった．

現病歴：15年ほど前に，上顎右側臼歯および下顎左側臼歯を抜歯された後，食事に支障がなかったため，放置していた．数年前より口臭を指摘されるが，特に自覚症状もなく経過をみていた．2011年11月頃，内科医より歯周治療を勧められ，来院した．

1）現症

口腔内診査（**図4**）：多量のプラークと歯石の沈着がみられ，辺縁歯肉の腫脹によるクレフト様形態変化があり，歯肉溝より排膿が認められた．上顎右側，下顎左側臼歯部に欠損が認められ，咬合高径は低下し，不安定な咬合状態を呈していた．また下顎側方運動時には，$\frac{5|6}{6|5}$ での咬頭干渉が認められた．

エックス線画像検査（**図5**）：全顎的に中等度〜重度の水平的骨吸収像が認められた．$\frac{5}{6|4}$ 部には，根周囲を取り囲む骨吸収像がみられ，$\underline{6|}$ 遠心側には垂直的骨吸収像が認められた．

歯周組織検査（**図6**）：全顎的に歯周ポケットは深く，4mm以上の歯周ポケットが認められた割合（以下，歯周ポケット率）は63.0%，BOPは44.0%であった．また，上顎左側大臼歯および下顎右側大臼歯を除く全歯に1〜2度の動揺が認められた．

2）診断

(1) $\frac{53|7}{7|5}$：重度慢性辺縁性歯周炎

(2) $\frac{5}{6|4}$：慢性根尖性歯周炎

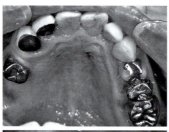
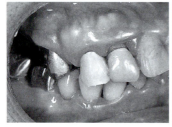
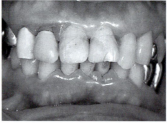
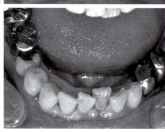
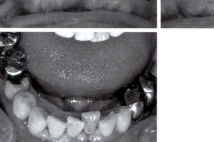

図4　初診時の口腔内写真

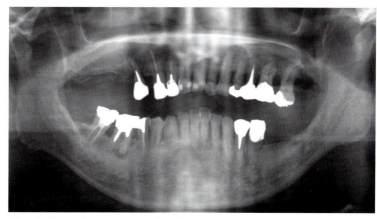

図5 初診時のパノラマエックス線画像

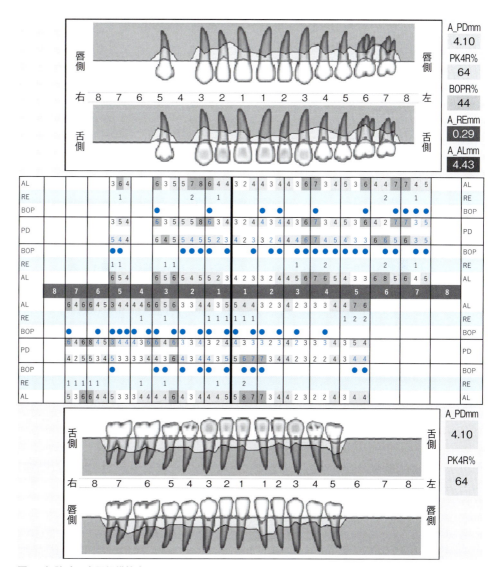

図6 初診時の歯周組織検査
　　AL：アタッチメントレベル
　　RE：歯肉退縮
　　BOP：プロービング時出血

3) 気質分類

　社交的で明るさがある反面，指示されたので行ってみるが，持続性に欠ける傾向が感じられたため，「感化タイプ」(**図1**) と判断した．

4) 治療方針・治療計画

　(1) 歯周基本治療

　　　①口腔衛生指導，スケーリング，ルートプレーニング

　　　② 5|6：咬合調整

　　　③ $\dfrac{5}{6}$ | 4：根管治療

　　　④ $\dfrac{54321\,|\,12367}{1\,|\,12}$：暫間固定

　(2) 再評価

　(3) 口腔機能回復治療

　　　⑤咬合再構築 (咬合平面・咬合高径の是正)

　　　⑥補綴治療

　　　　・⑤4③②：ブリッジ

　　　　・$\dfrac{\quad|\,④⑤⑥⑦}{⑦⑥⑤\,|\,④⑤}$：連結固定の検討

　(4) 再評価

　(5) SPT

5) 治療経過

　(1) 歯周基本治療

　検査結果をもとに，歯周病の原因と病態および糖尿病の歯周組織への影響，歯周治療の効果を説明し，患者自身に口腔内の現状，治療・予防方法をコンサルトした．本症例においては，「感化タイプ」を考慮し，イラストの多い資料を用いて，情報は簡単に理解できるように提示し，常に行動を認め，褒めるように努めた (**図1，2**)．

　患者の歯周病に対する知識は浅く，プラークコントロールレコード (以下，PCR) は98.5％であった．そこで，ブラッシングしやすい前歯部からバス法を行うよう指導し，徐々にブラッシング範囲を広げていった．歯間ブラシも同様に，下顎前歯から開始した．ただ，指導当初，患者から「歯間ブラシは怖い，爪楊枝のほうが慣れている，歯間ブラシを使用してもすぐ折れる」等の訴えがあったため，手洗いを例にして「指の間を擦るイメージで使用してください」等の表現で，わかりやすく説明した．またHbA1c値が高値であることより，スケーリングは歯肉縁上のみに留め，テトラサイクリン系ペーストを併用して歯肉の消炎を待って，徐々にルートプレーニングを施行した．さらに，動揺歯における外傷性咬合を是正する目的で 5|6 の咬合調整を行い，大きな動揺が認められた$\dfrac{54321\,|\,12367}{\qquad}$の暫間固定を施した．

　(2) 再評価

　再評価時の歯周組織検査 (**図7**) では，歯周ポケット率 36.0％，BOP 28.0％に改善し，PCR 28.5％まで減少した．また，咀嚼時痛も認められなくなり，「食いしばれるようになった．硬いものが咬めるようになった」との自覚もあり，モチベーションの向上が

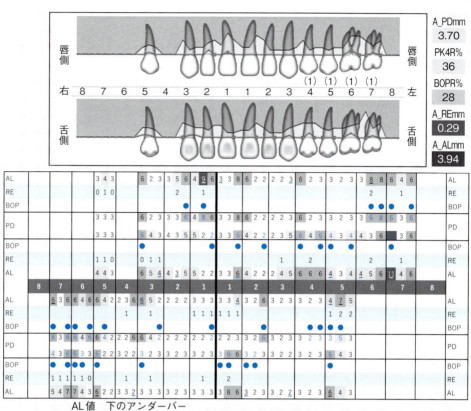

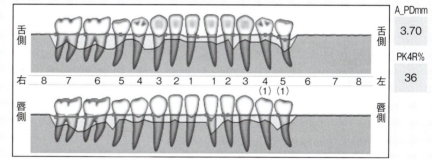

図7 初期治療後の歯周組織検査

みられた．再評価後の糖尿病検査（2012年4月）の結果，HbA1c 7.3%，空腹時血糖値145mg/dLであり，コントロール状態にも改善傾向が認められた．

(3) 口腔機能回復治療

治療計画に則って，$\frac{5}{4}$ の根管治療を行い，同部の補綴処置を施行した．咬合の安定化を図るため，咬合平面・咬合高径の調整を行う予定であったが，支障なく食事ができており，自覚症状も認められなかったため，患者の同意が得られず，SPTにおいて経過観察することとした．

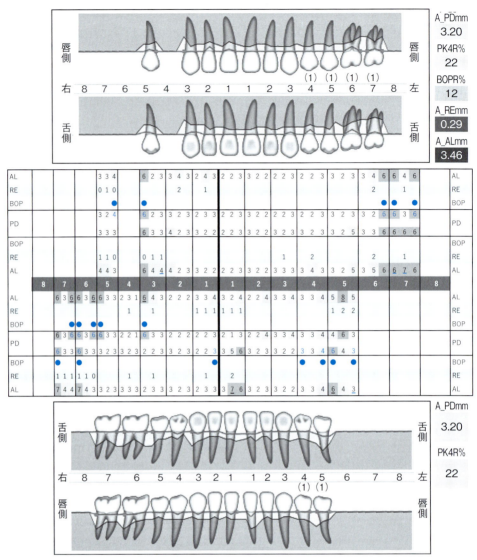

図8 口腔機能回復治療後の歯周組織検査

(4) 再評価

口腔機能回復治療後,歯周ポケット率 22.0%,BOP 12.0%,PCR 20.0%以下に改善し,良好な口腔衛生状態を維持できていた(**図8**).

エックス線画像検査の結果,5|根尖部および|4 根側部の骨吸収部に骨再生様像がみられた.また部分的には垂直的骨吸収像が残留しているものの,歯槽骨頂部の白線が出現し,全顎的な歯周組織の改善が認められた(**図9**).

再評価時の糖尿病検査(2013年12月)結果では,HbA1c 6.4%,空腹時血糖値125mg/dLまで下降し,血糖コントロールの目標値をクリアしていた.

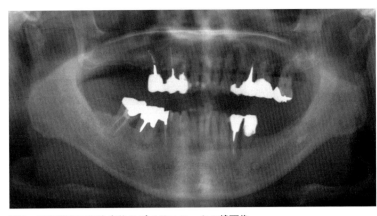

図9 口腔機能回復治療後のパノラマエックス線画像

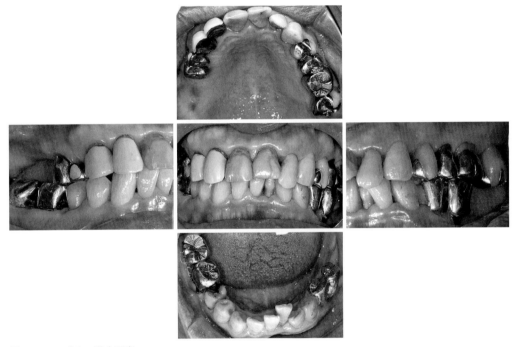

図10 SPT時の口腔内写真

(5) SPT

歯周組織の病態は安定しており,PCR 17.8％であり,糖尿病のコントロール状態も良好に推移していることより,SPTに移行した.

初診から現在まで約7年経過しているが,抜歯した歯もなく,歯周組織には著明な炎症所見は認められない(**図10**).また,約7年経過後のエックス線画像検査においても,初診時からの大きな変化は認められず,上顎左側大臼歯部の垂直性骨吸収部の増悪は認められず,白線はさらに明瞭化していた(**図11**).歯周組織検査所見では,7̲部に深い歯周ポケットが存在するが,歯周ポケット率 1.0％,BOP 0％であり,非常に安定した状態を呈している(**図12**).現在,約2〜3か月間隔でSPTを施行しているが,SPT期間におい

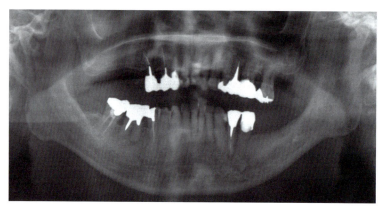

図11　SPT時のパノラマエックス線画像

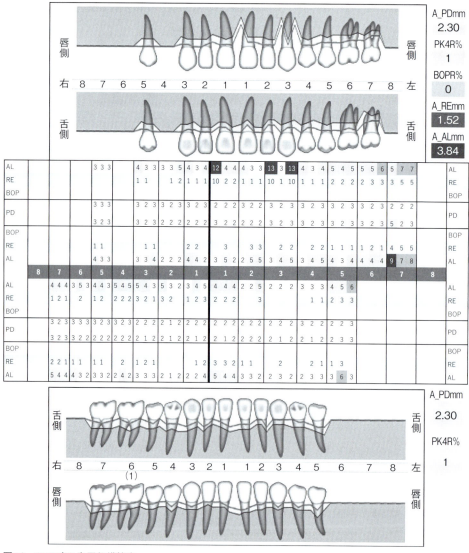

図12　SPT時の歯周組織検査

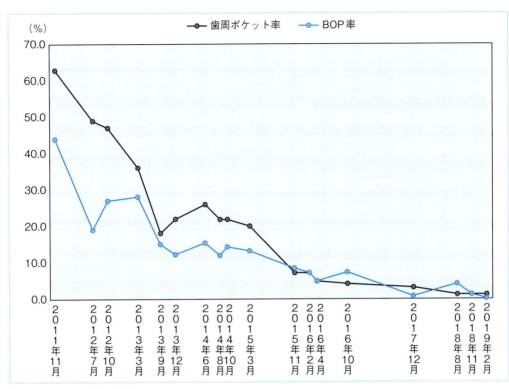

図13 歯周組織検査の変化

ても，糖尿病のコントロールが不良な場合には歯周病の再発率が高いとの報告[3]もある．今後，HbA1c等の糖尿病検査結果だけでなく，糖尿病改善に向けて患者が行っている食事療法・運動療法・薬物療法についても情報を把握し，SPTの内容や間隔を調整する予定である．

4 考　察

　本症例では，内科医より糖尿病と診断され，歯周治療を促されたことをきっかけにして，口腔健康管理を行うこととなった．初診時には，口腔内にはほとんど興味がなく，歯周治療に対してのモチベーションも低かったが，口腔内の状態が改善するに従い（図13），積極的にセルフケアに取り組むようになった．それに伴い，それまで義務的に行っていた糖尿病治療にも目標をもって行うようになり，劇的な改善が認められた．

　糖尿病予防のために歯周治療を行う目的として，患者にインスリン抵抗性やHbA1cが改善するなどの医学的根拠を説明することは重要である．しかし，多くの患者にとって，歯周治療と血糖のコントロールを直接結びつけることは難しく，その変化を実生活において体感することは困難である．しかし，歯周治療を行うことにより咀嚼能力が向上し，食事療法，運動療法を行いやすくなることは，糖尿病予防における歯周治療の効果を実感できる良い機会になると思われる．

口腔健康管理を行ううえで，歯周治療の目的を十分理解し，継続的に実践することが最も重要である．そのためには，患者の気質を把握し，どのようにアプローチすれば，より効果的な成果が得られるのか考えておくことが必要である．またリコール時には，口腔内の状態だけでなく糖尿病治療の経過についても都度問診する必要があり，現在までの口腔健康管理の成果を説明し，今後の治療目標の達成を支援することが大切である．

　糖尿病患者のリスクは各人で異なり，その病状は一定ではなく，歯周病予防へのモチベーションも変化する．我々歯科衛生士は，患者の口腔内だけでなく身体的・精神的な変化に敏感に反応し，常に患者の立場に立った適切な口腔健康管理を行っていくべきであると考えている．

文献

1) Scullard M, Baum D. Everything DiSC Manual. Wiley, 2015, 247.
2) 高世 尚子，田淵 由美子，鶴川 直希他：歯間清掃具によるプラーク除去効果の臨床的検討，日歯保誌，48：272-277，2005.
3) Costa FO, Miranda Cota LO, Pereira Lages EJ, et al.：Progression of periodontitis and tooth loss associated with glycemic control in individuals undergoing periodontal maintenance therapy：a 5-year follow-up study, JPeriodontol, 84：595-605, 2013.

（山口由美子）

事例

Case of Diabetes Prevention

4

歯科衛生士による糖尿病予防の事例
重度歯周病患者への糖尿病重症化予防指導

　近年，歯周病と糖尿病の両疾患はお互いに影響を及ぼしあっていることが明らかになり，併存症であると認知されるようになった．血糖コントロールが不良な糖尿病患者においては，しばしば歯周病の重篤な症状を認めることがある．また糖尿病患者特有の易感染性や低血糖などに加え，口腔内の特徴や誘引されるトラブルもある（**表1**）．それらを予測し，安全に歯科治療が実施できるようスケーリングやルートプレーニング（以下，SRP）などの歯周治療に必要な観血処置を行う場合は，血糖コントロールの状況を把握しトラブルを未然に防ぐことが重要である．当診療所では歯周病と糖尿病の関係を重視し，糖尿病に関する情報に加えて全身状態（合併症），生活習慣などの情報収集とアセスメントに努め，患者個々の病態に応じた治療計画および安全な歯科介入に注力している．来院時，重度歯周病で血糖コントロール不良状態を認める患者に歯周治療を行い，長期間のサポーティブペリオドンタルセラピー（以下，SPT）継続および血糖コントロールの安定につなげることができた症例を紹介する．

症例紹介　長期間のサポーティブペリオドンタルセラピー（以下，SPT）継続および血糖コントロールの安定につなげることができた症例

患　者：48歳男性

初　診：1999年12月

主　訴：あちこち歯がぐらつく．全体的に歯ぐきの腫れが気になる．

歯科的既往：最後の歯科受診がいつだったか覚えていない

全身的既往歴：2型糖尿病（5か月前から治療スタート），他合併症無し

全身状態：初診時HbA1c：8.9　空腹時血糖値：230mg/dL

服用薬：ダオニール2.5mg（グリベンクラミド錠），ジベトスB（ブホルミン塩酸塩錠）

喫煙・飲酒：なし

家族歴：母親が糖尿病，姉が50代で歯周病のため総義歯

特記事項：歯科既往歴はあるが，気になる症状があるときのみ受診（仕事が忙しい）

1 初診時の所見

　#31の重度の慢性根尖性歯周炎症状が認められたため，動揺の原因とその治療につい

表1 糖尿病患者に認められる口腔内特徴とその対応

口腔内特徴とその内容		対応		自覚症状
口腔乾燥	・糖尿病症状である多尿により水分が体外へ排出されること伴って出現する ・口腔乾燥が出現することにより二次的な口腔トラブルを誘引するため，早期対応が望まれる ・口腔内所見として，粘膜の発赤や脆弱化，舌乳頭の萎縮などが認められる	対処療法 ・口腔保湿剤などによる口腔内の湿潤 ・飴やガムを唾液分泌促進目的で摂取させる場合は，シュガーレスのものを指導		・粘つき ・口臭の増強 ・話しにくさ ・食事に水分を要する ・飲み込みにくいなど
う蝕	・口腔乾燥に伴いう蝕罹患リスクが高まる． ・特に高齢者では根面う蝕の罹患に注意が必要である． ・根面う蝕ハイリスク患者へは，積極的に高濃度フッ化物の歯面塗布などのう蝕予防処置を検討する．	う蝕治療 う蝕予防処置 ・高濃度フッ化物歯面塗布	患者指導 ・フッ化物洗口，フッ化物配合歯磨剤などセルフケアでのフッ化物の活用	・歯がしみる
口腔カンジダ症	・真菌により引き起こされる日和見感染症 ・糖尿病による易感染性に加え，口腔乾燥により罹患リスクが高くなる． ・口腔衛生状態が不良な場合や，不衛生な義歯の装着なども感染を助長する要因となる． ・主な口腔内所見として，頬粘膜や舌背部，口蓋などにコロニー状の白斑が認められる．また粘膜の強い発赤が認められるものや，難治性の口角炎に関連するものなども認められる．	抗真菌剤の処方 患者指導 ・口腔保湿剤などによる口腔内の湿潤 ・義歯装着患者は義歯ブラシ，口腔衛生に加え義歯装着患者は義歯ブラシを用いた清掃と洗浄剤の使用		・ヒリヒリ，ピリピリする疼痛 ・灼熱感 ・味覚異常　など

(Club Sunstar Proコメディカル向けマニュアル　糖尿病患者の口腔管理[14]．より引用)

て説明し，治療の同意を得た．当日は主訴である＃31の症状改善のため，ポケット内洗浄と33-43暫間固定を行い，後日歯科衛生士による医療面接，資料採得を行った（**図1〜3**）．全顎的に発赤と浮腫性の腫脹が顕著でプロービング時の出血（以下，BOP）90％，プラークコントロールレコード（以下，PCR）80％で不良と歯肉縁下歯石の付着を認める．4mm以上の歯周ポケット深さ（以下PD）88％　PISA 2613.8mm^2，動揺歯多数．フレアーアウトによる歯間離開と動揺，全顎的に水平性の骨吸収と＃31に垂直性の骨吸収を認めた．これらの結果から，担当歯科医師により広汎型重度慢性歯周炎，現在のステージⅢグレードCと診断された．

2 治療経過

①歯科疾患に対する関心の低さへの対応

　歯周基本治療初日に，患者さんのもう少し具体的な欲求や生活背景について確認したところ，以前より歯のぐらつきは気になっていたが，仕事が忙しく，食事はなんとかできていたので様子をみていたこと，まさか重度の歯周病とは思っていなかったとのことだっ

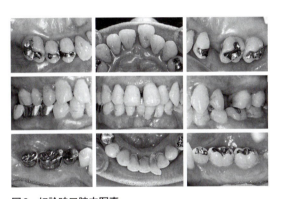

図1 初診時 1999/12/14

図2 初診時口腔内写真

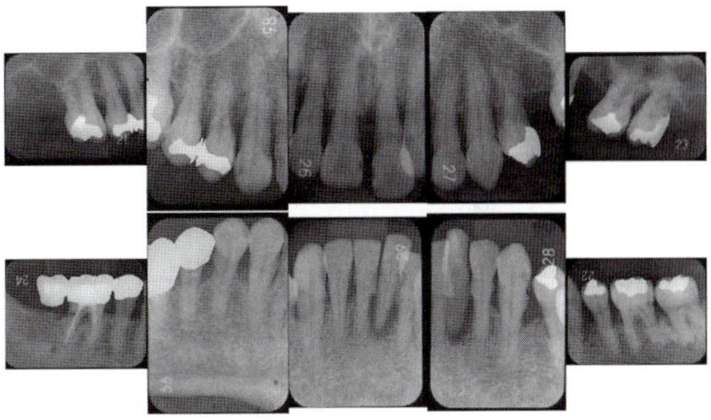

図3 初診時レントゲン写真

た．歯間ブラシやフロスといった補助清掃用具は未使用であることなどから口腔衛生に対する知識や関心は不十分で，今回もとりあえず噛めるようになればよいと思っての来院であった．傾聴・観察・確認・共感といったコミュニケーションスキルを駆使し，仕事が忙しいことに共感しながら，治療によって口腔内の状態は改善が見込めると伝えた．「総入れ歯になるのは困るので歯周治療をする」との同意を得た．

②検査結果の説明と歯周治療開始

検査結果を踏まえて，口腔衛生指導（OHI），SRPを行い，再評価後歯周外科治療を検討し，SPTへ移行する治療計画を立案した．治療計画の説明時は長期・頻回の来院が必要である旨を説明しつつ仕事が忙しい点を考慮して，予約や治療の進め具合は希望にできるだけ合わせる，など患者の都合に配慮した．

③歯ブラシの処方・指導

まずはPCRの改善が優先と考え，浮腫性の歯肉だったためソフトタイプの歯ブラシを選択し，プラーク付着抑制の補助として洗口液による洗口を併用した．

	8	7	6	5	4	3	2	1	1	2	3	4	5	6	7	8
動揺度			1	1	1	1	2	1	3	2	1			2		
根分岐部病変																
プロービング B			4 3 7	6 3 4	4 3 6	4 2 3	3 3 8	5 4 6	8 3 6	6 4 8	9 3 6			7 3 6		
デプス L			3 3 7	7 3 6	4 3 8	4 3 3	3 5 7	4 3 8	8 6 9	8 3 9	9 3 6			6 3 8		
根分岐部病変			Ⅰ											Ⅰ Ⅱ		
	8	**7**	**6**	**5**	**4**	**3**	**2**	**1**	**1**	**2**	**3**	**4**	**5**	**6**	**7**	**8**
根分岐部病変														Ⅱ		
プロービング L			3 3 5	3 3 4	4 3 3	3 3 3	6 4 3	4 4 4		3 3 3	3 3 6		3 3 8	6 3 7		
デプス B			4 6 3	3 2 3	3 2 3	3 2 3	3 3 10	6 3 3		4 2 3	3 4 8		6 4 8	5 6 8		
根分岐部病変					1		2	2		1			2	2		
動揺度			Ⅱ											Ⅱ		

図4　再来院時2004/02/23

BOP改善後，歯間清掃用具（SSS，M）の使用を指導し，全顎のスケーリングとSRPを行い，BOP 62%　PCR 17%　PD≧4 mm 52%　PISA 1372 mm^{2}とある程度の改善を認めたため＃31の抜歯，＃47部の延長ブリッジポンティックの切断を行った．＃21は歯髄診断にて生活歯と診断されたので保存となった．

④治療経過

SRPでは根面う蝕や知覚過敏症の予防のため，過度の歯肉退縮を起こさせないよう低侵襲の施術を意識し，術後感染症予防のため抗生剤投与など行った．歯間部の歯肉腫脹改善による空隙の変化に伴いPCRが悪化傾向となったため，歯間ブラシの使用回数および挿入回数を2回/日から3回/日，2-3往復を4-6往復に増やすよう指導．再評価後，予後不良として＃27，＃37を抜歯，残存する深い歯周ポケットの改善のため歯周外科処置として全顎を6ブロックに分けF-ope（歯肉剥離掻爬術）および＃26歯周組織再生療法（エムドゲイン）を行った．術後は該当部位を洗口液にて洗口で対応し，抜糸後，歯ブラシ（super ultra soft）を選択し，1～3週間でのPMTCを行った．右側も歯周外科治療予定だったが，2000年11月に診療予約の無断キャンセルがあって以降そのまま来院が途絶えた．

⑤治療の中断と再開

2004年2月に＃24の動揺を主訴として3年3か月ぶりに再来院された．＃24は顕著な慢性根尖性歯周炎のため保存不可として即日抜歯となり，全顎的にも顕著な歯肉の炎症の悪化を認めた．

BOP 95%　PCR 54%　PD≧4 mm 53%　PISA 1884 mm^2　HbA1c 9.4　空腹時血糖値274 mg/dL（**図4**）服薬変更なし．高脂血症を認めメバロチン（プラバスタチンナトリウム錠）の追加と白内障（手術予定），十二指腸潰瘍の既往有であった．歯周病の急激な悪化は糖尿病の影響を疑い内科医へ問い合わせ，次の回答を得た．

『2003年3月31日顔面皮下膿瘍で内科医受診．当時HbA1c 8.8%，空腹時血糖値213mg/dL　症状緩解で中断，2004年1月26日眼科（白内障で受診中）から紹介され再受診となり，ブドウ糖負荷試験施行で内因性インスリン分泌能の残存がかなりあるため，内服薬治療見込みがあると診断し加療中．病識が乏しい面があるものの，現在通院は継続しているため治療効果は期待できると考えている』

　まずは中断の理由をお伺いしたところ，歯周病治療が途中だった自覚はあるが職場が変わり遠方になったうえ，休みが当院の休診日である木曜日になったため通院が以前よりは難しくなったことと出血など改善していたので大丈夫かと思ったとのことであった．忙しくて歯間ブラシを毎日は使用していなかったなど，モチベーションが低下していたことが伺えた．また，自動車通勤となり運動療法が難しくなったことなどがわかった．歯周病の症状改善のため，口腔内の状態を自己評価して口腔内の問題点を自覚してもらい，歯間ブラシの使用頻度やタイミングについて自己決定・成果をアウトプットすることや，糖尿病問診表（**表2**）を活用し糖尿病の血糖コントロール状況や服薬などをどれだけ患者自身が把握しているかを確認し，歯周病と糖尿病の相互関係を理解することでモチベーション向上を図った．その後＃21の抜歯，全顎のSRPを行い再評価時BOP 14%，PCR 11%，PD≧4mm 4%，PISA：125.2mm^2（**図5，6**），HbA1c 6.9%と改善を認めたため，BOPと全身状態を鑑みて2004年8月1～2か月のSPTへ移行した．

⑥再度の中断

　SPT移行後，フッ化物洗口は面倒で使用しなくなったと聞き，＃46分岐部2次カリエス疑いもありサホライド®塗布に変更した．しばらくPD，BOP，PC共に顕著な悪化は無かったが来院が3か月以上空いた後に状況を尋ねると，3月から東京へ転勤となり単身赴任しているとのことだった．大阪へは月1回帰宅しているので内科医はその時に通院して継続していると確認ができた．転勤後運動療法に取り組めるようになったらしくHbA1c：6.1%と良好であった．歯科も同じように継続した通院が大切であることを伝え，当院では予約が取りにくい場合は現在お住い（横浜）の近所で通院可能なクリニックを探して継続するよう伝えた．そして2005年8月を最後に再び中断となった．

　3年7か月後の2009年3月「被せ物が取れた」と再来院され，再び大阪に転勤となり当院での治療と継続的なケアを希望された．転勤先の東京で継続的にPMTCを受けていたとのことで，歯周組織精密検査　BOP 11%　PCR 11%　PD≧4mm 6%　PISA 125.3mm^2（**図7，8**）HbA1c：6.6%　空腹時血糖値：110mg/dL　服薬変更なし　合併症なしで歯周病と全身状態の顕著な悪化は認めなかった．しかし2次う蝕や根面う蝕の進行抑制が必要な口腔内状況であり，根面う蝕予防のためフッ素塗布を行い，口腔清掃用具も見直し，歯ブラシに加え，＃16，＃26，＃36，＃46分岐部使用のためタフトブラシを選択した．以降ときどき数か月の中断はあるものの，2～3か月毎のSPTは継続している．

表2　糖尿病問診表

糖尿病患者用審査表（初診時）

記入日　　年　月　　日

名前			記録者	
初診時年月日	・　・		初診時年齢	歳
分類	I 型　　II 型　　妊娠性			
発病年齢	歳		罹患期間	年
HbA1c	％		測定月	月（　ヵ月ごと）
血糖値	mg/dl　空腹時・食後2時間値			
合併症	なし・あり	網膜症（1,2,3,4期)腎症(1,2,3,4,5期) 神経障害 その他		
その他全身疾患	なし・あり	高血圧症　脳梗塞　心筋梗塞　その他		
低血糖発作	なし・あり	頻度		
		好発時間	朝・昼・夜	
		対処法	飴　ブドウ糖　その他	
捕食	なし・あり			
治療	薬物療法	インシュリン注射	回数	開始から　年
		服用薬剤		
	食事療法	なし・あり（栄養士による指導　自己流）		
		カロリーコントロール　カーボカウント　その他		
	運動療法	なし・あり（レジスタンス運動　有酸素運動　その他）		
治療（教育入院）	なし・あり	時期	その時の内容	
喫煙	なし・あり	本/日　　年		
かかりつけ医療機関	病院名		主治医	
	指導内容	カンバセーションマップ・カードシステム・その他		
連携手帳	なし・あり			
その他特記事項				
歯科治療方針	前投薬　なし・あり	その他		
	治療後投薬　なし・あり			

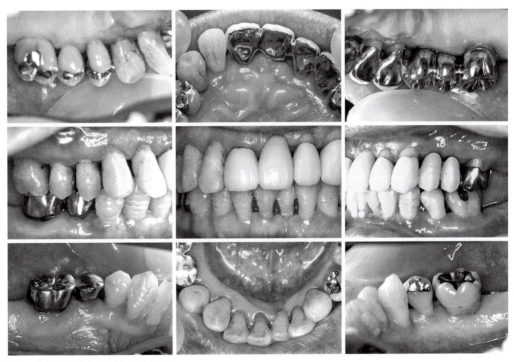

図5 歯周基本治療終了時（検査Ⅳ）2005/07/27

図6 歯周基本治療終了時口腔内写真

⑦SPT中の急変

2021年1月（69歳）#36がP急性発作（**図9**）により咬合痛のため食事困難となり緊急来院され，抜髄か抜歯を検討するも切開と投薬で鎮静し現状維持となった．新型コロナの影響で運動をほとんどしてないらしくHbA1cは7.2%に悪化していた．2022年6月徐々に悪化していた#26がPD 12mm および排膿を認めたため（**図10**），担当歯科医師と抜歯および咬合の回復について検討．歯周病治療開始時より保存困難である説明を受け，覚悟はしていたとのことで抜歯に同意いただき，現状の何でも噛める快適性を保ちた

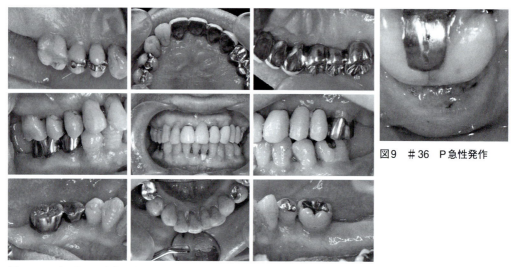

図7 2009/03/07

図8 2009/03/07口腔内写真

図9 ＃36 P急性発作

　いとの希望により＃26抜歯後，＃24，＃25部位にインプラント埋入手術となった．運動を頑張ったとのことでHbA1c：6.4%に改善したのを確認し，10月に＃26抜歯後即時義歯をセットし歯肉と歯槽骨の回復を待って，2023年2月に＃24＃25部位にインプラント埋入（1次手術）を行った．6月にインプラント2次手術を行い1週間以上空けての抜糸時，ヒーリングアバットメント周囲のケア用にフラットタイプのタフトブラシを選択し，上部構造（単冠）装着後はインプラント部に合ったサイズの歯間ブラシを追加選択した．

　インプラント上部構造装着以前は食事がしにくかったためか，HbA1c：7.0-7.2で推移と数値が上昇傾向だが，BOPとPCRには顕著な悪化は認められず，年齢的には合併症発症予防の基準範囲内と判断し現状維持とした．2-3か月毎のSPT継続でインプラント埋入後は問題なく食事が可能とのことだった．

	8	7	6	5	4	3	2	1	1	2	3	4	5	6	7	8
動揺度					1			1								
根分岐部病変			I											I		
プロービング B			3 4 3	3 3 4	3 3 3	3 2 3	3 2 3	2 3 2		3 2 3	4 3 3			3 6 5		
デプス L			8 3 8	4 2 3	3 3 5	3 2 3	3 2 3	3 2 3		3 2 3	3 2 3			6 12 8		
根分岐部病変														I　II		

	8	7	6	5	4	3	2	1	1	2	3	4	5	6	7	8
根分岐部病変														II		
プロービング L			3 2 3	2 2 2	2 2 2	2 2 2	2 2 1	2 2 1		2 1 2	2 2 2			2 3 3	3 6 4	
デプス B			3 3 3	3 2 3	3 2 2	3 3 2	2 2 3	3 2 2		2 3 3	3 3 3			3 3 3	5 5	
根分岐部病変														1		
動揺度														II		

図10　SPT移行後17年10か月　2022/06/15

⑧現在

73歳

歯周組織精密検査：BOP 1%　PCR 12%　PD≧4mm 6%　PISA 24.8mm^2（**図11～13**）HbA1c 6.8%　合併症無し，服薬はグルメピリド（SU薬）1mg，メトグリコ錠（ビグアナイド薬）250mg，ロスバスタチン錠2.5mg，カデチア配合錠LD，スーグラ錠（SGLT2阻害薬）50mg，リベルサス錠（GLP-1受容体作動薬）3mg．現在使用する口腔ケアアイテムは**図14**に示す通りである．2～3か月毎のSPTで来院時にフッ化物歯面塗布を行い根面う蝕予防に努めている．

4 考察：今後の展望・課題

　本症例は歯周病の自覚がほとんどなく，糖尿病も血糖コントロールが不良の状態で来院した．仕事が忙しい点を強調され，歯周病治療も最初は受け身の雰囲気であったが，最終的にはセルフケアやプロケアにも積極的に取り組むようになり，2004年の抜歯を最後にSPT移行後18年間，新たに歯を喪失することなく経過した．転勤や職場環境の影響でたびたび中断があり，最初の中断では歯周病症状も血糖コントロールも顕著な悪化を認めたためコミュニケーションの取り方を工夫しモチベーションの向上維持に努めた結果，歯肉出血や血糖コントロールは放置すれば悪化し，治療や療養にしっかり取り組めば改善することを自覚され，再度の中断後は歯周病症状・血糖コントロールともに顕著に悪化することはなかった（**図15**）．歯科で血糖コントロールの状態を確認する理由として両疾患の相互関係をしっかりと説明し理解していただくことは，歯周治療および予防においては大変重要である．

　歯周治療は長期間に及ぶことが多く，治療後のメインテナンスやSPTをも含めると，ここで終わりということはなく，また糖尿病　血糖コントロール悪化予防も同様に一生涯のお付き合いとなる．

　本症例は70歳を目前にして，初診時より歯周病の顕著な進行があった＃36と＃26に

図11　SPT移行後19年10か月　現在　2024/06/18

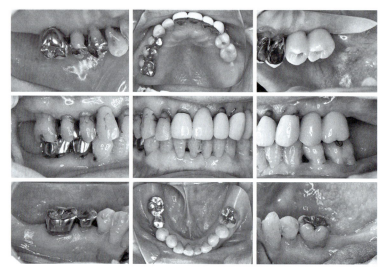

図12　2024/06/18　口腔内写真

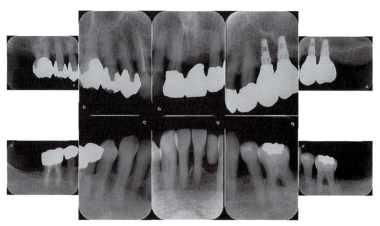

図13　2024/06/18

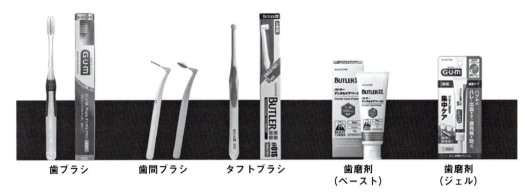

図14 現在の口腔ケアアイテム

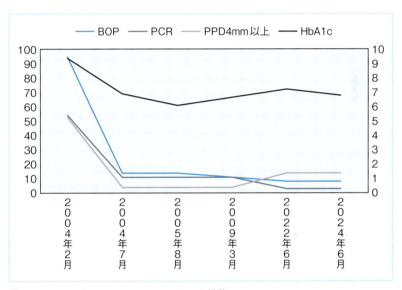

図15 BOP, PCR, PD≧4mm, HbA1cの推移

急変を認め#26は抜歯となり左側臼歯部の咬合を喪失することになったが，40歳代と比較的若くして重度の歯周炎と糖尿病を発症したものの，さまざまな生活環境の変化を乗り越え，安定した血糖コントロールを維持していることから侵襲性のあるインプラント治療を選択できた．現在73歳となったが，自身の健康への意欲は衰えることなくしっかりとケアを行っている．今後もリコール時は口腔内の状況だけでなく糖尿病の病状や他の疾患についても都度問診を行い，その経過を把握して今後の健康目標を支援することが大切だと考える．

文献
1) 特定非営利活動法人日本歯周病学会編：歯周病の診断と治療の指針．医歯薬出版，2007．
2) 特定非営利活動法人日本歯周病学会編：歯周病の診断と治療の指針．医歯薬出版，2015．
3) 特定非営利活動法人日本歯周病学会編：歯周病の診断と治療の指針．医歯薬出版，2022．

4) 特定非営利活動法人日本歯周病学会編：歯周病の検査・診断・治療計画の指針．医歯薬出版，2008.
5) 特定非営利活動法人日本歯周病学会編：糖尿病患者に対する歯周治療ガイドライン．改訂第2版，医歯薬出版，2014.
6) 特定非営利活動法人日本歯周病学会編：糖尿病患者に対する歯周治療ガイドライン．改訂第3版，医歯薬出版，2023.
7) 特定非営利活動法人日本歯周病学会編：歯周病患者におけるインプラント治療の指針2008．医歯薬出版，2018.
8) 特定非営利活動法人日本歯周病学会編：歯周病と全身の健康2015．医歯薬出版，2016.
9) 特定非営利活動法人日本歯周病学会編：高齢者の歯周治療ガイドライン2023．医歯薬出版，2024.
10) 日本糖尿病学会編：糖尿病治療ガイド2018-2019．文光堂，2018.
11) 日本糖尿病療養指導士認定機構編：糖尿病療養指導ガイドブック2018 糖尿病療養指導士の学習目標と課題．メディカルレビュー，2018.
12) 一般社団法人日本老年医学会，一般社団法人日本糖尿病学会編：高齢者糖尿病診療ガイドライン2023．南江堂，2023.
13) 高世尚子，田淵由美子，鶴川直希ほか：歯間清掃具によるプラーク除去効果の臨床的検討．日歯保誌，48：272-277，2005.
14) 西村英紀，矢部大介：For Dental Hygienist 糖尿病患者の口腔管理 糖尿病患者に必要な口腔管理とケア．Club Sunstar Pro.
https://www.club-sunstar-pro.jp/_var/freepages/medical/diabetes/images/club-sunstar-pro__diabetes.pdf（2024/7/12アクセス）

（野田めぐみ）

演習 I

ワークショップ
(症例シナリオ,指導のポイント)

1─演習の狙いと進め方

　糖尿病予防指導認定プログラムでは,糖尿病予防の口腔保健指導および管理にかかる専門的な知識・技能の習得に資する研修を実施し,地域社会に貢献できる医学的・歯学的知識と口腔保健学的技能を有する歯科衛生士を養成する.プログラムの一般目標と行動目標は以下に示す通りである.

1 一般目標

　歯科衛生士が糖尿病予防の口腔保健指導の場面において活用できる実践的知識・技術を習得する.

2 行動目標

①糖尿病に関する基礎知識を学ぶ.
②糖尿病臨床の実際を理解する.
③糖尿病と歯周病の関連性を理解する.
④糖尿病予防の必要性を理解する.
⑤糖尿病予防の問題点を考察する.
⑥糖尿病予防の口腔保健指導に関する技能を学ぶ.

　この一般目標と行動目標を達成するために,演習としてワークショップを行い,課題解決型の姿勢を習得する.

2─演習テーマ

　演習では以下の3つのテーマについてワークショップを行う.

> ①「糖尿病とその発症予防・重症化予防で学習したいこと」
> ②「糖尿病予防の目的と必要性」
> ③「糖尿病予防の口腔保健指導と管理のポイント」

3 演習手順（10グループ，80分）

●資料料を配布して説明する　　5分

説明1　ワークショップの説明
説明2　ＫＪ法の説明

●役割を決める　　5分

■グループメンバー
①**司会進行係（リーダー）1名**：効果的な討論〜作業が進むように，そのグループセッションをまとめる．
②**記録係（レコーダー）2名**：1人は討論内容を発表するために模造紙やOHPシートに記載する．1人はフィードバックのために，記録用紙に討議の内容と結果をまとめる．両方を1人で行ってもよい．
③**発表者（プレゼンテーター）1名**：グループセッションでの討議の内容や結果を，全体セッションで，決められた時間内に発表する．

■**タスクフォース・ファシリテータ**
　グループセッションが活発に進む雰囲気作りに配慮し，その進行を見守り，討議・作業の方向を修正する．ただし，強制的に方向づけることのないように心がける．

●個人個人作業をする　　5分

　設定されたテーマについて，各自が思いついたことをカード1枚につき1つずつ，簡潔にわかりやすく書く．

●グループ作業をする　　35分

- 各自が書いたカードを前に並べ，司会進行係が一枚ずつ読みあげる．内容が似ていると感じるカードを前に集めて分類する（島をつくる）．
- まとまったカード群（島）に，全員で相談しながら，それらを最も適切に表現できるタイトル（名札）をつける．
- どの「島」にも入れられなかった「孤独なカード」は重要である．
- 名札のついた島を模造紙の上にそれぞれの相互関係を考慮しながら，空間配置して貼りつける．この際，「孤独なカード」を忘れないように注意する．
- 多少遠くからでも判るように，フェルトペンを使って説明やイラストをつけ，プロダクトを完成させる．
- グループとしての意見をまとめる．

●全体発表・討議をする	30分（発表2分・質疑応答1分／1グループ）

- 各発表者は，グループでまとめた意見をプロダクトを用いながら発表する.
- 発表に対して他のグループからの質疑応答を行う.
- 参加者から質疑応答がない場合には，タスクフォースから質問する.
- 記録係は，ここで出た質問等をメモしておく.

1 ワークショップ

　ワークショップとは参加者が意見を出し合い，討議・討論により新しいものをつくり出す協同作業であり，それぞれの人が学びとるグループ学習の1つである.

　あらかじめ目標を定め，その達成のために参加者全員が効果的な討議を行い，一定の時間内にある成果を生み出すという手順をとる. この方法によって，個人レベルで問題解決を行うのとは比較にならないほどの有効な成果を得ることができる. 課題解決法であると同時に，効果的な学習方法である.

1—ワークショップの期待効果

①個人およびグループの行動が,他人または他グループを通じて客観化できる.（鏡影現象）
②課題達成によって，決断力や実行力が向上する.
③自由な討議を通じて，人間関係の重要性について理解を深めることができる.
④グループ活動を通じて，グループダイナミックス（チームワークや相互啓発等）の有用性を体験的に理解できる.

2—ワークショップ成功の条件

①ワークショップは，全メンバーの積極的な参加があってはじめて成り立つものである. 全員が最初から終了まで参加し，途中で脱落する者がいてはならない.
②ワークショップの成功の責任は，参加者全員にある.
③全メンバーは，互いに resource person（中心人物）として働く.
④グループとしての学習と円滑なコミュニケーションが目標を達成するために極めて重要である.
⑤参加者はグループの討議・作業をより効果的にするために，批判も含め建設的に意見を述べる.
⑥最も大切なことは，どんな質問でも無意味ではないと認識することである.

3―ワークショップの進め方

1．導入＝アイスブレーキング（解氷）

活発な討議の雰囲気を構成するために，まず参加者間のコミュニケーションを図ることが重要である．それをアイスブレーキング（解氷）とよんでいる．

2．展開＝作業

①ワークショップは全体が集まる全体討議（プレナリーセッション）と，グループに分かれて活動するグループ討議（グループセッション）とを交互にもつことにより進められる．

②複数グループを設け，各グループが異質の活動領域をもつメンバーで構成されることが望ましい．

③各グループは目標達成のため，討議やとりまとめ，全体セッションでの発表と討議，評価等の活動を行う．

④各グループには1人のタスクフォースがつき，グループの活動の進行を助ける．

3．評価　個人やグループを，アンケート，テスト等により相互に評価する．

2 KJ 法

川喜田次郎氏の考案による小集団で思考をまとめる方法で，6，7人から10，11人程度の集団で実施する．司会進行係はできるだけ全員が討議に参加できるように配慮することが大切で，それが創造性を高める．

1―準備するもの

①文殊カード，もしくは大きめの付箋．1グループ50枚程度．
②フェルトペン（マーカー）1グループ8色セット1つ
③模造紙（全紙大）1グループ1枚

2―進め方

①設定されたテーマについて各自が思いついたことを簡潔に，そしてわかりやすくカードに書く．

②適当な数のカードができたら，それを分類する．この際，できるだけ既成の概念にしたがわないようにするために，KJ法では「島」をつくるという．各自の前に並べたカードを，司会進行係が一枚ずつ読みあげる．カードの内容が似ていると感じるカードを前に集める．

③全員で相談しながら，まとまったカード群（島）にそれらを最も適切に表現できるタイトルをつける．これを「名札」という．どの「島」にも入れられなかった「孤独なカード」は重要．

④名札のついた島を模造紙の上にそれぞれの相互関係を考慮しながら，空間配置して貼りつける．この際，「孤独なカード」を忘れずに．

⑤多少遠くからでも判るように，フェルトペンを使って説明やイラストをつけるとよい．

演習Ⅱ

予防指導のポイント把握とプラン立案

 1―演習の目的

　ライフステージに合わせて，糖尿病予防指導のシミュレーションを行う．グループワーク方式で習得する．

1 演習Ⅱ-1

　各ライフステージの保健指導対象者に対して糖尿病予防の個別指導を実施する．まず，対象者の情報を収集する．どんな情報が必要だろうか？　左列に中項目を立てて，具体的な小項目を列挙していく．

- 基本情報 　　　　：年齢，性別，職種（労作），身長，体重
- 身体の健康情報：基礎疾患　，血　圧　　，血糖値　　，　　　　　，　　　　　，
- 口腔の健康情報：　　　　　，　　　　　，　　　　　，　　　　　，　　　　　，
- 　　　　　　　　：　　　　　，　　　　　，　　　　　，　　　　　，　　　　　，
- 　　　　　　　　：　　　　　，　　　　　，　　　　　，　　　　　，　　　　　，
- 　　　　　　　　：　　　　　，　　　　　，　　　　　，　　　　　，　　　　　，
- 　　　　　　　　：　　　　　，　　　　　，　　　　　，　　　　　，　　　　　，
- 　　　　　　　　：　　　　　，　　　　　，　　　　　，　　　　　，　　　　　，
- 　　　　　　　　：　　　　　，　　　　　，　　　　　，　　　　　，　　　　　，

2 演習Ⅱ-2

各症例について，独自に考えた情報を追加して，問題点を考える．そして，糖尿病予防の指導ポイントをまとめる．

症例シナリオ

A—壮年期の症例：52歳の男性

休日に，地域歯科団体主催の「健口フェア」という健康推進イベントが開催されており，立ち寄った．自分は健康には問題がないと自負しており，歯磨きもきちんとしているつもりである．

以下に情報を示す．

- 身長：174cm，体重：76kg
- 腹囲：88cm
- 営業職・普通労作

- 基礎疾患：なし
- 血圧：126 mmHg /70mmHg
- 血糖（空腹時）：95mg/dL
- HbA1c：5.9

- 食事スタイル：外食中心（仕事上，週3回程度）
- 食品嗜好：脂っこいものが好き，野菜は嫌い
- 食行動：早食い
- 飲酒：週5回程度
- 喫煙：1日10本程度
- 運動習慣：ゴルフ（月1回）

- 現在歯数：28本
- 口腔衛生状態：普通
- 歯肉状態：軽度歯周炎
- かかりつけ歯科：なし
- 歯磨きの習慣：1日2回（朝と就寝前）

「健口フェア」の会場で保健指導を行う

① 上記に，2，3項目の情報を独自に追加してみよう．どんな項目と値を加えるだろうか？
② この症例の問題点を列挙してみよう．
③ 問題点を考慮して，糖尿病予防の指導ポイントをまとめてみよう．

B 高齢期の症例：68歳の女性

昨日から右下の歯が浮いたように感じ，かかりつけの歯科医院を受診した．内科のかかりつけはない．

以下に情報を示す．

- 身長：158cm，体重：58kg
- 腹囲：85cm
- 無職・軽労作

- 基礎疾患：不明
- 血圧：132 mmHg /78mmHg
- 血糖（空腹時）：85mg/dL
- HbA1c：6.0

- 現在歯数：20本（咬合支持：B2）
- 口腔衛生状態：やや不良
- 歯肉状態：中等度歯周炎
- 口臭：あり
- かかりつけ歯科：あり

- 食品嗜好：肉はあまり食べない，甘い菓子が好き
- 食行動：食べるはやさは普通
- 喫煙：なし
- 飲酒：なし
- 運動習慣：なし
- 気質：慎重型

受診したかかりつけ歯科にて保健指導を行う

① 上記に，2，3項目の情報を独自に追加してみよう．どんな項目と値を加えるだろうか？
② この症例の問題点を列挙してみよう．
③ 問題点を考慮して，糖尿病予防の指導ポイントをまとめてみよう．

C―妊娠期の症例：30歳の女性

妊娠期の症例．30歳の女性．初めての妊娠で24週である．現在，大学病院の産科婦人科外来に通院中であり，同病院にて妊婦歯科健康診査を実施していることを知り，今回受診した．妊娠前からときどき歯肉の腫れやブラッシング時の出血を認めていたが，歯科医院へは通院せず，放置していた．つわりも強く十分に歯磨きができなかったこともあり，妊娠してから歯肉の腫脹感はさらに強くなってきた．

以下に情報を示す．

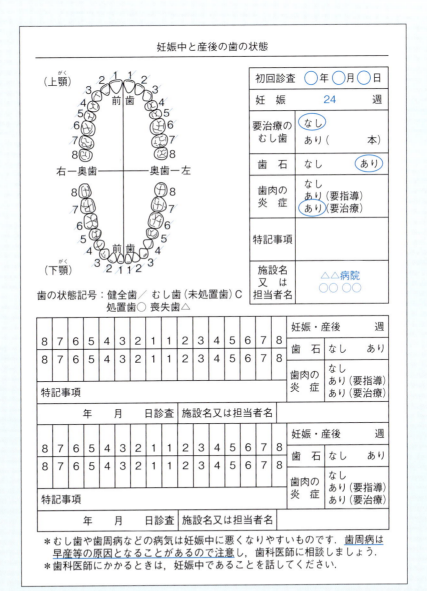

母子手帳の歯科に関する項目

- 身長：155cm，体重：73kg（妊娠前 61kg）
- 血圧：80mmHg/120mmHg
- 家族歴：両親が糖尿病にて加療中．
- 血糖値（1 年前）：異常なし．しかし，糖尿病発症に不安を感じている．
- 歯科医師による口腔内診査結果を母子健康手帳に記載（**図2**）
 未処置う歯：なし
 CPI：CPI（出血）=1，CPI（歯周ポケット）=1 の部位が複数カ所認められ，下顎前歯部舌側には歯石の沈着も認められた．
- 唾液を検体とした RD テストの結果：う蝕リスクが高い．

同病院での歯科処置を始めるにあたり

①妊娠中に起こりやすい全身疾患，②歯周組織の変化および，③歯周病による周産期の有害事象を十分に理解したうえで，④必要な歯科保健指導を実施するように歯科医師より指示された．
　①〜④に該当する内容について検討してみよう．

| 歯科衛生士のための
糖尿病予防指導マニュアル 第2版 | ISBN 978-4-263-42330-1 |

2019年 9 月10日　第1版第1刷発行
2024年 1 月20日　第1版第2刷発行
2024年 9 月25日　第2版第1刷発行

監　修　公益社団法人
　　　　日本歯科衛生士会

編集主幹　松 山 美 和

発行者　白 石 泰 夫

発行所　医歯薬出版株式会社
〒113-8612　東京都文京区本駒込 1-7-10
TEL.（03）5395-7638（編集）・7630（販売）
FAX.（03）5395-7639（編集）・7633（販売）
https://www.ishiyaku.co.jp/
郵便振替番号00190-5-13816

乱丁・落丁の際はお取り替えいたします　　　印刷・真興社／製本・榎本製本
© Ishiyaku Publishers, Inc., 2019, 2024. Printed in Japan

本書の複製権・翻訳権・翻案権・上映権・譲渡権・貸与権・公衆送信権（送信可能化権を含む）・口述権は，医歯薬出版（株）が保有します．
本書を無断で複製する行為（コピー，スキャン，デジタルデータ化など）は，「私的使用のための複製」などの著作権法上の限られた例外を除き禁じられています．また私的使用に該当する場合であっても，請負業者等の第三者に依頼し上記の行為を行うことは違法となります．

JCOPY ＜出版者著作権管理機構　委託出版物＞
本書をコピーやスキャン等により複製される場合は，そのつど事前に出版者著作権管理機構（電話03-5244-5088，FAX 03-5244-5089，e-mail：info@jcopy.or.jp）の許諾を得てください．